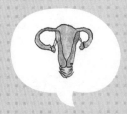

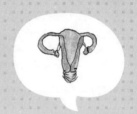

预防子宫颈癌百问百答
——疫苗 筛查 治疗

主　编　魏丽惠　乔友林

副主编　王临虹　王　悦　赵　超

编者名单（以姓氏笔画为序）

于秀章	四川大学华西第二医院	张淑兰	中国医科大学附属盛京医院
马　丁	华中科技大学同济医学院附属同济医院	陈丽梅	复旦大学附属妇产科医院
		林　蓓	中国医科大学附属盛京医院
王　悦	北京大学人民医院	郄明蓉	四川大学华西第二医院
王临虹	中国疾病预防控制中心慢病中心	周　琦	重庆大学附属肿瘤医院
		油　迪	四川大学华西第二医院
王新宇	浙江大学医学院附属妇产科医院	赵　昀	北京大学人民医院
		赵　超	北京大学人民医院
孔北华	山东大学齐鲁医院	赵方辉	中国医学科学院肿瘤医院
毕　蕙	北京大学第一医院	赵彩丽	华中科技大学同济医学院附属同济医院
乔友林	中国医学科学院肿瘤医院		
李　双	华中科技大学同济医学院附属同济医院	耿　力	北京大学第三医院
		钱德英	广东省人民医院
李　凌	江西省妇幼保健院	隋　龙	复旦大学附属妇产科医院
李雨聪	重庆大学附属肿瘤医院	曾　玺	四川大学华西第二医院
李明珠	北京大学人民医院	谢　幸	浙江大学医学院附属妇产科医院
李隆玉	江西省妇幼保健院		
李静然	北京大学人民医院	廖光东	四川大学华西第二医院
张友忠	山东大学齐鲁医院	薛凤霞	天津医科大学总医院
张丽琴	天津医科大学总医院	魏丽惠	北京大学人民医院

绘　图（以姓氏笔画为序）

贾　芃　北京大学第一医院
康亚男　中南大学湘雅医院

秘　书

李明珠　北京大学人民医院

人民卫生出版社

图书在版编目（CIP）数据

预防子宫颈癌百问百答：疫苗　筛查　治疗 / 魏丽惠，乔友林主编.-- 北京：人民卫生出版社，2018

ISBN 978-7-117-26648-2

Ⅰ.①预… Ⅱ.①魏… ②乔… Ⅲ.①子宫颈疾病－癌－预防（卫生）－问题解答 Ⅳ.①R737.33-44

中国版本图书馆 CIP 数据核字（2018）第 083832 号

人卫智网　www.ipmph.com　医学教育、学术、考试、健康，
　　　　　　　　　　　　　　购书智慧智能综合服务平台
人卫官网　www.pmph.com　人卫官方资讯发布平台

预防子宫颈癌百问百答
——疫苗 筛查 治疗

主　　编：魏丽惠　乔友林
出版发行：人民卫生出版社（中继线 010-59780011）
地　　址：北京市朝阳区潘家园南里 19 号
邮　　编：100021
E - mail：pmph @ pmph.com
购书热线：010-59787592　010-59787584　010-65264830
印　　刷：北京画中画印刷有限公司
经　　销：新华书店
开　　本：850×1168　1/32　印张：6.5
字　　数：145 千字
版　　次：2018 年 5 月第 1 版　2018 年 5 月第 1 版第 1 次印刷
标准书号：ISBN 978-7-117-26648-2/R·26649
定　　价：49.00 元

打击盗版举报电话：010-59787491　E-mail：WQ @ pmph.com
（凡属印装质量问题请与本社市场营销中心联系退换）

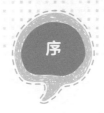

序

　　子宫颈癌在全球女性中是仅次于乳腺癌的高发肿瘤，严重威胁女性健康；每年约有 52.8 万名妇女患子宫颈癌，26.6 万名子宫颈癌患者死亡。在我国子宫颈癌也是严重威胁女性健康的疾病，死亡率占女性死亡原因的第 8 位，特别是近年来子宫颈癌有增高和年轻化的趋势，引起人们的广泛关注。

　　很早以来人们就认识到子宫颈癌发病与早婚、早育、多性伴侣相关。直到 20 世纪末，才明确人乳头瘤病毒（HPV）感染是引起子宫颈癌发病的主要病因。由此推动了 HPV 作为筛查方法的应用和 HPV 疫苗成功研发，并使其成为子宫颈癌的一级预防。HPV 疫苗的应用、对子宫颈癌筛查和对子宫颈癌的治疗，是子宫颈癌的三级预防，构成了子宫颈癌防治体系。

　　我国早在 20 世纪 50 年代就开展了对子宫颈癌早期筛查、早期治疗。20 世纪 70 年代由中华医学会推动了在全国 10 个省市，61 万人的人群普查，大大推动了子宫颈癌防治工作。在 30 年间，我国女性死亡原因中，子宫颈癌死亡率由第 3 位降至第 8 位。2009 年开始由政府为主导，面对中国农村妇女免费开展了近 8000 余例子宫颈癌筛查。在开展对子宫颈癌的筛查工作中，除了政府推动组织、医务人员积极参与，最重要的就是需要提高妇女对子宫颈癌的认知度，了解子宫颈癌防治的内容，懂得关爱自己，积极主动参加到子宫颈癌的防治工作中。

中国优生科学协会阴道镜及宫颈病理学分会（CSCCP）组织了全国多名专家，编写了这本科普书。本书从 HPV 感染与子宫颈癌发生的相关性，HPV 感染与其他疾病的关系，以及在子宫颈癌三级预防中需要关注的内容均做了比较全面的讲解，尤其针对 HPV 疫苗在我国开始应用遇到诸多的问题，尽可能做了解答。作为科普读物，编者们采用了通俗易懂、图文并茂，增加本书的趣味。这是一本比较全面介绍子宫颈癌的科普书，不仅对广大女性普及子宫颈癌相关知识，对于其他学科医务人员也有学习价值。

原卫生部副部长、中华医学会常务副会长
原中华医学会妇产科分会和妇科肿瘤分会主任委员
2018 年 5 月

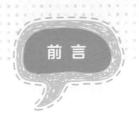

子宫颈癌至今仍然是严重威胁我国女性健康的常见恶性肿瘤，一组组数据令人不寒而栗，近年来，我国子宫颈癌发病率增高和年轻化的趋势更是令人关注。我国子宫颈癌发病率占世界子宫颈癌新发病例的 18%，占我国 15～44 岁女性死亡原因中的第 6 位；2015 年公布的我国子宫颈癌新发病例 9.8 万例，死亡病例约为 3.05 万例。

现在已知子宫颈癌与人乳头瘤病毒（HPV）感染密切相关。从 HPV 感染到发展成为癌前病变，再进展为子宫颈癌，需要 5～10 年，甚至更长的时间，在这漫长的时间里，只要认真开展子宫颈癌防治工作，定期接受子宫颈癌的筛查，完全可以避免得子宫颈癌；即使早期发现了子宫颈癌，只要积极治疗，仍然可以治愈。发达国家的经验表明，开展了子宫颈癌预防，可以大大降低子宫颈癌的发病率和死亡率。现在子宫颈癌已有非常成熟的预防体系，即三级预防，包括应用 HPV 疫苗、开展子宫颈癌筛查、对子宫颈癌积极治疗。

在子宫颈癌的防治工作中，除了政府主导、积极组织开展工作，医护人员引进最新技术、提高筛查质量和医疗技术外，最重要的是开展群众教育。在子宫颈癌住院病人中，50% 以上的子宫颈癌患者不知道、也从未接受过子宫颈癌筛查。特别是对妊娠合并子宫颈癌的孕妇进行研究结果更令人痛心。合并子宫颈癌的孕妇平均年龄 33 岁，63.5% 的病人 5 年以上从未进行过子宫颈癌筛查。其中，61.54% 是子宫颈癌中晚期病人，给家庭和后代造成的损失不言而喻。反映了我国在开展子宫颈癌防治工作中向广大妇女进行健康教育，是迫在眉睫的任务。

为了使广大群众对子宫颈癌从发病到防治有比较全面的了解，我们组织了全国知名的妇产科、妇女保健、流行病学共 36 名专家编写了这本科普读物。本书共分为 20 章，174 个问题，从子宫颈癌的发病原因、临床表现，三级预防的内容，以及与 HPV 感染相关的下生殖道疾病和男性相关疾病，以问答的方式进行了介绍。鉴于 HPV 疫苗刚刚在我国应用，书中也尽可能对 HPV 疫苗做了详细的介绍。我们在编写本书时，尽可能采用通俗易懂语言，图文并茂，又从传授科普知识角度解答相关问题，但是仍难免存在过专业化问题，本书出版之际，欢迎发送邮件至邮箱 renweifuer@pmph.com，或扫描封底二维码，关注"人卫妇产科学"，对我们的工作予以批评指正，以期再版修订时进一步完善，更好地为大家服务。希望通过本书使群众，特别是女性认识到子宫颈癌是病因明确的疾病，积极参与子宫颈癌的三级预防，特别是能积极主动自觉参加子宫颈癌筛查。

魏丽惠

中国优生科学协会阴道镜及子宫颈病理学分会

（CSCCP）主任委员

北京大学妇产科学系名誉主任

北京大学人民医院教授

2018 年 5 月

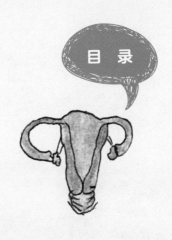

目　录

一、子宫颈癌的流行病学

二、什么是正常子宫颈

三、什么是子宫颈癌

四、什么是子宫颈癌前病变

五、HPV 感染是子宫颈癌发生的病因

六、阴道炎与 HPV

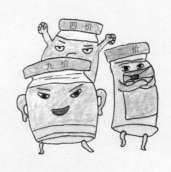

十、HPV 疫苗接种相关问题

十三、子宫颈癌的筛查

十四、细胞学检查和 HPV 检测

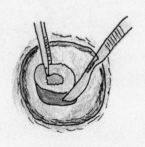

十五、阴道镜检查

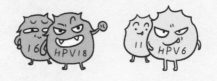

十八、生殖道尖锐湿疣

十九、怀孕与子宫颈癌筛查

二十、怀孕期间子宫颈病变的处理

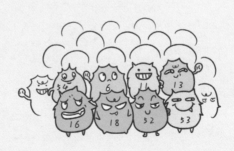

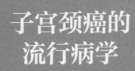

一、
子宫颈癌的
流行病学

为什么说子宫颈癌是威胁女性健康的严重疾病

子宫颈癌是常见的女性恶性肿瘤之一，是一种发生在子宫颈部位（子宫开口处）的妇科恶性肿瘤。在女性特有的妇科恶性肿瘤中发病率仅次于乳腺癌。子宫颈癌的威力不容小觑，女性一旦罹患子宫颈癌，其生活质量、健康状况将受到严重威胁。

需要引起女性重视的是子宫颈癌早期多无明显临床表现，也就是说，即使子宫颈部位已经有癌变产生，女性自身将毫无察觉，当疾病继续恶化进展，出现不适或不太正常的状况时，可能已经到了子宫颈癌晚期，此时再进行治疗，效果很不好，预后通常也不太理想。

女性子宫颈癌的好发年龄多在生育期，很多病人在35～55岁被诊断出子宫颈癌。女性此时多在家庭或社会上担当重要的角色，在家庭是女儿、是妻子、是母亲；在职场是骨干，或者身居工作要职，也正是为家庭和社会贡献最大的时期。在此年龄阶段出现健康危机，高额的医疗费用、每况愈下的健康状况将严重影响家庭和谐、稳定及社会工作。同时，由于子宫颈癌发病部位特殊，子宫口部位发生病变将可能影响正常妊娠，因此，子宫颈癌不仅影响女性自身，也会对家族延续产生不良影响。

虽然子宫颈癌可以通过有效手段进行预防，比如接种预防性 HPV 疫苗免疫接种及筛查。但有些女性缺乏子宫颈癌防治的基本知识，或边远地区资源缺乏无法获得医疗服务，仍需进一步加强我国的子宫颈癌防治进程，为广大妇女的健康保驾护航。

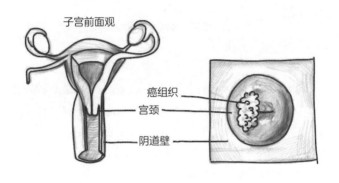

子宫前面观

癌组织
宫颈
阴道壁

2 子宫颈癌全球的发病率与死亡率

世界卫生组织（WHO）的统计数据显示，在全球范围内，每年约有 52.8 万位女性罹患子宫颈癌，也就是在世界上平均每小时新增子宫颈癌病人约 60 例，其中约有 51 例（85%）新增病人来自欠发达国家和地区。而世界不同地区的子宫颈癌发病情况有很大差异，如非洲的东部、中部、南部女性发病风险较高。相反，欧洲西部、北美洲、澳大利亚和新西兰地区以及地中海东部地区女性发病风险最低。

同时，全球每年约有 26.6 万名子宫颈癌病人死亡，即平均每小时约 30 名妇女因子宫颈癌离世，其中有 26 例（87%）死亡发生在欠发达国家和地区。与发病情况类似，世界不同地区的子宫颈癌死亡情况也存在明显差异，如非洲东部、中部地区，因子宫颈癌死亡人数较多，而亚洲西部、西欧和澳大利亚、新西兰等地区，死于子宫颈癌的人数相对较少。

3 我国子宫颈癌的发病率和死亡率

我国，人口众多，子宫颈癌患病人数在全球范围内占 18%。每年约有 9.89 万名妇女被诊断为子宫颈癌，约 3 万名妇女死于子宫颈癌。换言之，每 5 ~ 6 分钟就有 1 名女性被诊断为子宫颈癌，而每 20 分钟，就有至少 1 名女性因患有子宫颈癌而失去生命。而且，相比于城市地区女性，农村地区女性发生子宫颈癌和因子宫颈癌死亡的风险都更高。所以说，子宫颈癌是严重威胁我国女性健康的疾病。

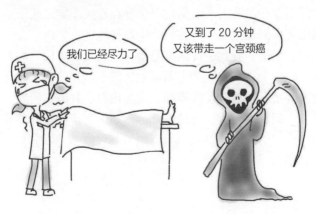

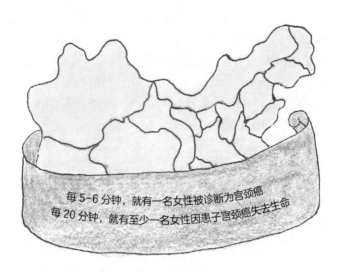

每5-6分钟，就有一名女性被诊断为宫颈癌

每20分钟，就有至少一名女性因患子宫颈癌失去生命

4 我国子宫颈癌高发地区在哪里

　　一般来说，某种疾病发生风险高或发病更常见的地区，称为该疾病的高发地区。由于我国幅员辽阔，不同地区不仅在经济发展、文化习惯存在较大差异，而子宫颈癌的疾病负担也不尽相同。中西部地区，如内蒙古、山西、湖南、湖北、江西都是子宫颈癌发病率较高的地区。总体上，在我国的中西部地区的子宫颈癌要比东部沿海经济发达地区发病率高，比如山西、甘肃、河北、陕西、湖北、云南、青岛、江苏等地区为子宫颈癌高发地区。

子宫颈癌的高危人群有哪些

　　首先，我们需要明确一个概念，高危人群指具有一些危险性高的特征人群的组合。根据子宫颈癌的主要病因（高危型 HPV 的持续感染，高危型 HPV 指致病性强的 HPV 型别）及其传播途径（性接触传播）可以得出子宫颈癌的高风险人群主要包括：①性生活活跃的女性；②过早发生性行为的女性；③个人卫生习惯不佳的女性；④免疫力低下、免疫抑制的女性；⑤有子宫颈癌家族史的女性；⑥有子宫颈病变史的女性；⑦其他：如长期口服避孕药、吸烟及多孕产次的女性等。

　　这里要讲一下关于子宫颈癌的故事。公元前 400 年希波克拉底首次描述了子宫颈癌，但是直到 1842 年意大利医生观察到在修女中患乳腺癌的发病率增加，却很少发现患子宫颈癌。而子宫颈癌在女性性工作者中则是常见疾病，猜测可能是性接触导致子宫颈癌高发。1950 年，在加拿大魁北克，医生们在为修女提供妇科服务时，确认了意大利医生发现的结果，即在修女中从未见

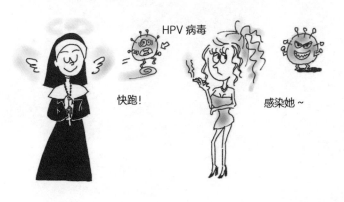

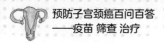

过子宫颈癌。从此人们认识到性生活早、性伴侣多、性活跃的女性是子宫颈癌高发人群。

OMG！我会得宫颈癌吗？

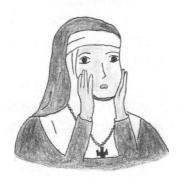

愿主保佑你们，阿门！

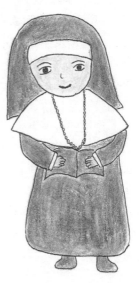

（赵方辉 乔友林）

6

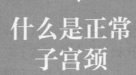

二、
什么是正常
子宫颈

6 正常子宫颈的位置

谈到正常子宫颈的位置，首先应该先了解正常子宫的位置。子宫位于人体下腹部盆腔中央，居膀胱和直肠之间，从上至下由子宫底、子宫体、子宫峡部和子宫颈组成。子宫颈是子宫的一部分，是指子宫峡部和子宫颈内口以下的部分，是女性生殖系统重要组织器官之一。子宫颈呈圆柱形，成人女性的子宫颈长度为 2.5～3 厘米，上端向上与子宫体相连接的部分，狭细，称为子宫峡部。子宫颈与子宫峡部相接的位置称为子宫颈内口，下端是子宫颈外口。其下段伸入阴道内的部分，称子宫颈阴道部；在阴道以上的部分称子宫颈阴道上部。

7 正常子宫颈的形态

妇科检查通过窥器撑开阴道检查时，能看到的是子宫颈伸入阴道的部分和子宫颈外口。子宫颈外口的形状因人而异，没有经过阴道分娩的女性，子宫颈外口是小而整齐的圆形或卵圆形孔状；经过阴道分娩的女性，由

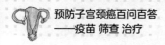

于分娩时子宫颈受到过损伤，子宫颈外口可成为一条横裂或不规则形的孔状。这条横裂将子宫颈分为子宫颈前唇和后唇。子宫颈主要由结缔组织组成，也有少量的平滑肌纤维，血管分布丰富。子宫颈伸入阴道内的子宫颈表面是复层鳞状上皮，子宫颈管内膜是一层高柱状上皮，两种上皮有明显的分界线，称为鳞-柱交接部位，是子宫颈癌的好发部位。正常子宫颈表面光滑，呈肉粉色，如受雌激素影响可使子宫颈管柱状上皮外移或受到炎性影响，子宫颈外口周围或更大区域可呈现红色颗粒状或糜烂状态，子宫颈糜烂不一定是病理状态，也可能是生理状况。

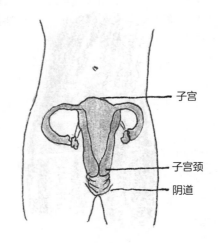

子宫

子宫颈

阴道

子宫颈的作用有哪些

子宫颈是子宫的组成部分，位于子宫的下端，是子宫与体外相通的端口。子宫颈突出于阴道内，颈管内上皮含有腺体，可分泌黏液，即子宫颈黏液，子宫颈黏液的性状和量的多少受卵巢功能的影响，呈现明显的周期性变化。排卵期在下次月经前的第14天。月经规律时，排卵期一般在月经中期。排卵期在雌激素作用下，子宫颈黏液稀薄，有利于精子通过，与此同时，精子还能从子宫颈黏液中摄取养分，增加其活力，促进精子与卵子结合，为受孕创造了条件。而排卵后，如果没有受孕，在孕激素作用下，子宫颈黏液减少而黏稠，并可在子宫颈管内形成黏液栓，使子宫颈与外界分开，不利于精子通过子宫颈，还可以对子宫产生保护作用。这种黏稠的白带多在月经前出现。

子宫颈在生殖和生育过程中有以下作用：①子宫颈是经血流出的通道。女性自青春期开始，随着卵巢功能发育和性激素周期性的变化，子宫内膜随之出现增殖期、分泌期的周期性的改变，在分泌期后子宫内膜周期性的脱落，形成经血，通过子宫颈流出体外，成为月经。②子宫颈是精子通过的第一关。子宫颈所分泌的黏液随着月经周期而改变，在雌激素的作用下，子宫颈黏液变得很稀薄，有利于精子穿过。③子宫颈管是精子贮藏和获能之处。子宫颈内壁有很多隐窝与裂隙，精子进入后可暂时存贮3~5天，并在此获得能量再进入子宫。④子宫颈是阴道分娩时胎儿娩出的通道。怀孕后为适应胎儿的生长，子宫不断增大，但子宫颈仍保持关闭状态，保证了胎儿在子宫内安全生长，直到妊娠足月。足月分娩时，子宫颈逐渐变软和展平，随着产程的进展，子宫颈口逐渐扩张，当宫口开大至10厘米时，胎儿可通过扩张的子宫颈经阴道娩出母体体外，完成分娩过程。⑤子宫颈也是性敏感的器官，性生活时会受到阴

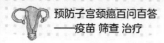

茎碰撞和摩擦。⑥由于子宫颈通过阴道与外界相通，细菌、病毒及一些病原体均可通过阴道上行引起感染。与子宫颈癌发生相关的人乳头瘤病毒（HPV）感染及引起女性其他生殖道感染性疾病可以通过性行为或其他接触感染来传播。

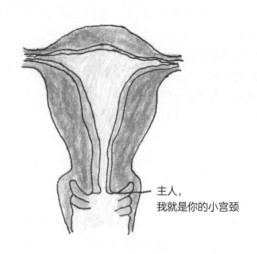

主人，
我就是你的小宫颈

为什么子宫颈好发癌症

　　主要是由于子宫颈的解剖结构和组织学因素使得子宫颈好发癌症。子宫颈下段突出于阴道顶端，称为子宫颈阴道部，子宫颈外口通过阴道与体外相通。正常情况下，子宫颈具有多种防御功能，包括多种自身免疫功能，可以阻止病原体自阴道通过子宫颈管进入子宫、输卵管及腹腔（上生殖道），是预防感染的重要防线。尤其是子宫颈管有子宫颈黏液栓堵塞，不容易受阴道酸碱性和病原菌的影响，成为自身防御的重要屏障。子宫颈阴道部上皮为鳞状上皮，与阴道鳞状上皮相延续，子宫颈管为柱状上皮，两者在子宫颈外口处相接。子宫颈阴道部黏膜与阴道黏膜一样，属于复层鳞状上皮，有一定的抗侵蚀性，并可以出现子宫颈表面鳞状上皮脱落，自身防御能力较强。子宫颈管内膜是单层柱状上皮，抗感染能力差，而且受雌激素影响向外移行。因此，子宫颈既要起到保护上生殖道的作用，又容易受到外界不良因素的侵扰而发生疾病。

什么是子宫颈的鳞－柱交接部位

子宫颈外口是鳞状上皮与柱状上皮交接的移行带，是子宫颈鳞-柱交接部位，也是子宫颈癌好发的部位。这个移行带在女性一生中可以变化。刚出生的女婴和儿童期女孩，子宫颈都是光滑的，鳞-柱交接部位于子宫颈管内。女性进入青春期后，卵巢开始分泌雌孕激素，正常情况下，突出于阴道部的子宫颈表面光滑，呈肉粉色。但也有不少年轻女性在高雌激素影响下，子宫颈管内的柱状上皮可向外生长，到达该子宫颈外口以外，使在子宫颈表面看到的柱状上皮外观呈红色颗粒如糜烂状，我们称之为子宫颈"糜烂"。所以在很多年轻女性可以看到子宫颈糜烂，这是一个正常生理变化的过程，此时的糜烂不是炎症，我们称之为柱状上皮异位。到绝经后，由于雌激素减少，鳞状上皮与柱状上皮交界的移行带可回缩，进入子宫颈管，此时妇科检查见到子宫颈

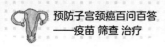
光滑。因此，女性一生中，子宫颈鳞 - 柱交接部位可以随着卵巢激素变化而上下移动。由于这种随卵巢功能而变化的鳞 - 柱交接部位特点，使子宫颈鳞 - 柱交接部位成为子宫颈癌的好发部位。

为什么子宫颈鳞 - 柱交接部位好发癌症

①由于子宫颈外口是鳞状上皮与柱状上皮交接的移行带，在女性的一生中可以随着卵巢功能发生变化。女性青春期后，在高雌激素影响下，柱状上皮可向外生长异位，使子宫颈表面外观呈红色颗粒如糜烂状。在这段年龄，女性进入了性活跃期，随着月经、性生活及怀孕分娩，都可以造成子宫颈表面出现微小损伤，使得病原体或病毒容易侵犯子宫颈，继而出现恶变的可能。另外，随着女性年龄增大，原来外移的柱状上皮发生化生为鳞状上皮。在移行带上皮化生过程中，细胞本身会发生变异，且化生区组织代谢活跃和薄嫩，易受外界不良环境的影响而发生恶性病变。②子宫颈的外露部分在阴道部，容易受到性交接触、摩擦和撞击，以及阴道内环境影响，精子、精液组蛋白及人乳头瘤病毒（HPV）等刺激而易发生病变。③子宫颈是胎儿娩出的通道，在胎儿分娩时，子宫颈随着产程的进展子宫颈口逐渐展平和扩张至 10 厘米，在此过程中子宫颈可能会发生损伤。如果发生急产或手术产，子宫颈口更容易裂伤。损伤的子宫颈易受外界影响而发生病变。④子宫颈也是宫腔内手术操作的通道，经子宫颈的手术常有人工流产术、清

宫术、上环取环术、子宫输卵管造影和通液、宫腔镜检查等，如多次反复操作，子宫颈受损伤或外界不良因素的影响机会更大，这些情况都可能引起局部的创伤和感染。以上所述均是子宫颈好发癌症的原因。

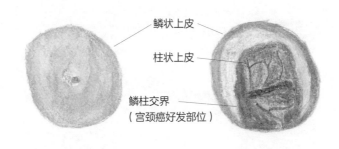

鳞状上皮

柱状上皮

鳞柱交界
（宫颈癌好发部位）

12 子宫颈糜烂容易变成子宫颈癌吗

很多妇女会担忧子宫颈糜烂会变成子宫颈癌。其实，子宫颈糜烂作为女性最常见的一种症状，在女性人群中的发生率比较高，既往认为子宫颈糜烂是子宫颈发生了炎症，属于慢性子宫颈炎，错误地认为子宫颈糜烂就会变成子宫颈癌或大大增加子宫颈癌的发生。其实，子宫颈糜烂本身并不是一种独立的疾病，而是子宫颈在雌激素影响下子宫颈上皮的一种正常生理变化或可能是慢性子宫颈炎症的一种外在表现形式，并不一定发生癌症。大部分年轻女性出现的子宫颈糜烂属于这种生理性变化。也有一些是因为各种原因形成的糜烂。这些生理性的子宫颈糜烂和炎性糜烂可随着激素水平的变化和感染治疗有所恢复，所以子宫颈糜烂不一定发生为子宫颈

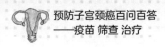

癌。妇女一旦出现子宫颈糜烂不要紧张，不必过度担心，也不一定都需要治疗。

另一方面，需要注意的是，高危型人乳头瘤病毒（HPV）的持续感染才是子宫颈癌发生的主要原因和必要条件。在高危型 HPV 感染下，如存在子宫颈损伤或炎性病变可能会增加子宫颈病变的可能。一些早期子宫颈癌和癌前病变也可表现为子宫颈糜烂。所以有性生活女性应定期接受子宫颈癌筛查，以防漏掉子宫颈癌前病变和早期子宫颈癌。

引起子宫颈糜烂的原因有哪些

引起子宫颈糜烂的原因很多，主要包括： ①受激素水平高或不良因素的影响而发生子宫颈管柱状上皮外移或炎性损伤，使子宫颈外口呈现红色颗粒状或糜烂状态，容易与子宫颈糜烂混淆。②雌激素水平减少时，柱状上皮可回缩修复，原来外移的柱状上皮可以变为鳞状上皮。在移行带上皮修复过程可反复出现，此处细胞受到反复刺激可增生活跃发生变异，亦呈现子宫颈糜烂状态。③分娩、流产或手术损伤子宫颈，也是发生子宫颈糜烂的原因。④受损伤的子宫颈由于不良性行为及卫生习惯易致使病原菌侵入子宫颈而引起感染，出现炎性糜烂。⑤当子宫颈外口处表面的鳞状上皮因炎症而丧失，被子宫颈的柱状上皮覆盖，也会使这部位的组织呈现糜烂表现。

尽管生理性的子宫颈糜烂和炎性糜烂可以恢复，但是当性生活、分娩、人工流产等手术出现子宫颈微小损伤，人乳头瘤病毒（HPV）入侵成为高危型 HPV 持续感染，继而出现细胞向恶性变化，有可能进展为癌，因此，对于有性生活的女性，需要定期参加子宫颈癌筛查。

（王临虹）

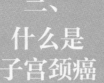

三、
什么是
子宫颈癌

什么是子宫颈癌

顾名思义，子宫颈癌就是原发于女性子宫颈部位的恶性肿瘤。女性子宫为生育器官，由宫体和下方延续的子宫颈组成，子宫颈是肌纤维组成的长 3 ~ 4cm 的环柱形结构，外口连接于阴道。通过阴道窥器可以看到子宫颈。子宫颈内口与宫体峡部衔接。当子宫颈表面的鳞状上皮出现恶变，就成为子宫颈鳞癌。子宫颈管腺体恶变，成为子宫颈腺癌。

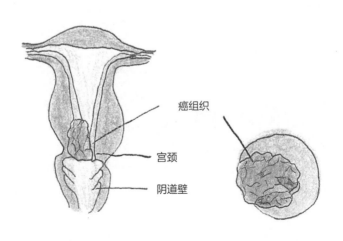

癌组织

宫颈

阴道壁

现在已经发现，子宫颈癌的发生与 HPV 感染密切相关。一般从 HPV 感染到发生子宫颈癌需要十余年的时间，而且被 HPV 感染者只有极少部分会经过子宫颈癌前病变逐渐发展为浸润癌，子宫颈癌前病变包括了子宫颈上皮内瘤样病变（CIN）的 CIN2 和 CIN3，也称为子宫颈高级别病变，以及子宫颈原位腺癌（AIS）。如果发现 CIN2～3 和原位癌不治疗，30%～70% 的病人可经过 10～12 年会发展为浸润癌。也有约 10% 的病人会突然病情发展迅猛，在不到 1 年的时间内从癌前病变进展为浸润癌。

子宫颈癌有哪些类型

子宫颈癌可发生在子宫颈外口和子宫颈管部分。但最好发于子宫颈外口鳞-柱交接部位的上皮处。病变最先局限于子宫颈黏膜上皮内，即所说的高级别病变（CIN2～3）。当肿瘤细胞突破上皮向深部侵入时，就成为浸润癌。

子宫颈癌根据病理检查结果，最常见类型为子宫颈鳞状细胞癌和子宫颈腺癌。在全球每年新增的子宫颈癌病人中，鳞癌占到 70%，腺癌占 15%～20%。但因鳞癌容易在癌前病变阶段被发现，并给予早期治疗，现在子宫颈腺癌的比率逐步升高。子宫颈腺癌的预后比鳞癌要差，鳞癌与腺癌 5 年生存率相差 10%～20%。无论是子宫颈鳞癌或子宫颈腺癌，早期子宫颈癌外观可以没有明显的变化。在有些早期病人中可见子宫颈糜烂样改变。**中晚期的子宫颈癌，根据子宫颈癌外观形态，可分**

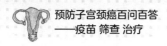
为四种常见类型：①菜花或乳头状型：向子宫颈外生长的肿瘤，呈菜花样，表面可有坏死、出血、感染等表现，是临床最常见的类型；②浸润型：肿瘤向周围呈浸润性生长，形成大的肿块；③溃疡型：当肿瘤组织坏死，部分组织脱落，子宫颈形成火山口状；④结节型：肿瘤向子宫颈深部浸润，子宫颈肥大变硬，呈桶状，虽较少见，但这种类型往往发生在颈管内，早期不易发现。无论何种类型子宫颈癌，当疾病进展至较晚期时，肿瘤组织均会破坏子宫颈正常结构，浸润至宫旁和阴道，使子宫颈失去正常形态，再伴随大块组织坏死脱落后形成呈火山口样外观。

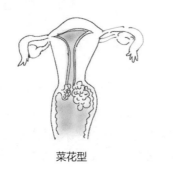

菜花型

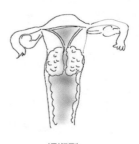

浸润型

16
子宫颈癌有早期症状吗

　　早期子宫颈癌可以没有明显的症状。有些病人可以出现白带增多，有时可以偶然有性生活后少量出血。妇科检查时可见子宫颈局部可有糜烂样变化。子宫颈癌的发生与人乳头瘤病毒（HPV）感染密切相关，但在HPV感染时可以没有任何症状。而且从HPV感染到引起子宫颈细胞改变，再到发展成癌，是一个潜移默化漫长的过程。这个过程至少要经过 8 ~ 10 年，甚至长达十余年或更长的时间。从 HPV 感染到子宫颈癌前病变到早期子宫颈癌漫长的过程中，大多数病人由于无明显特殊症状，加上没有子宫颈癌筛查意识，导致相当一部分病人在发现子宫颈癌时已是晚期。

因此，**发现早期子宫颈癌往往不依赖病人出现症状，而重在筛查。**

中晚期子宫颈癌的症状是什么

当肿瘤逐步进展成为中晚期癌时，子宫颈表面可出现糜烂、组织糟脆，甚至破溃感染。此时最常见的是白带增多，白带混血；或月经过多，有时非月经期也有阴道出血，尤其性交后出血是最常见的临床表现，70% ~ 80% 的子宫颈癌症病人会有这一症状。另外，病人还可以有性交痛、腰疼下腹不适，当疾病再进展，子宫颈肿瘤组织由于坏死伴感染，则会从阴道流出带恶臭味的脓性、米汤样或血性白带。全身可以出现食欲下降、消瘦、乏力等等症状。

出现哪些可疑症状时应当到医院就诊

（1）**性生活后出血：**病人反复出现性生活时或性生活后阴道出血是子宫颈癌最常见的症状，尤其每次性

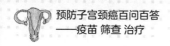

生活后都有出血的病人，不能除外患子宫颈癌，应当引起重视，及时到医院就医。此外，有少数病人在用力大便时，子宫颈受到碰触，也会有阴道出血，或分泌物混有鲜血，也应该引起重视。

（2）**阴道不规则出血**：一些绝经后妇女和围绝经期女性性生活少，没有性生活后出血症状，但得子宫颈癌后也会出现不规则阴道出血症状。当病人出血量不多，没有腹痛、腰痛等其他症状时容易被忽略。尤其围绝经期妇女常出现月经不调时，更易被病人忽视。实际上，阴道不规则出血也有可能是子宫颈癌的早期表现，应当引起病人的警惕。

（3）**白带异常**：临床上 75% ~ 85% 的子宫颈癌病人有不同程度的阴道分泌物增多。大多表现为白带增多，严重时可伴有气味和颜色的变化。尤其分泌物伴有血迹时，应当警惕有子宫颈病变的可能。对于绝经后妇女出现白带增多更应注意及时到医院检查。

总之，出现以上症状时，应到医院及时接受检查，目的除外有无子宫颈病变。我们更强调的是，女性不要等到出现症状，再去医院检查。作为已有性生活女性，应该定期接受子宫颈癌筛查才是上策。

什么人容易得子宫颈癌

性活跃和不良生活习惯者是子宫颈癌的高危人群。性生活开始早，性伴侣多，早婚、多育，以及免疫抑制（如同时感染艾滋病毒者）的女性，也是发生子宫颈癌的高危人群。

目前已知持续高危型的人类乳头瘤病毒（HPV）感染是引起子宫颈癌的最主要的病因。HPV 中有 20 多种被认为是高危型 HPV，与子宫颈癌明确相关，致病力最强的是 HPV-16 和 HPV-18 型。目前，已知 HPV 感染与子宫颈癌前病变和子宫颈癌的发生密切相关。HPV 感染是性传播疾病。可通过皮肤和皮肤接触传播，包括性交、手和生殖器接触以及口交。在人群中的研究发现，一旦 HPV 感染出现，一些因素增加患癌的风险，包括多产、长期口服避孕药、吸烟等也是子宫颈癌的高危因素。

女性开始性生活过早，17 岁以下（含 17 岁）开始性生活，或女性有 6 个以上性伴侣时，与开始性生活年龄 > 17 岁或仅有单一性伴侣的女性相比，其患子宫颈鳞状细胞癌或子宫颈腺癌的风险升高至 2 ~ 3 倍。

在 HPV 感染的女性中，高产增加患子宫颈癌的危险性。有研究报道 7 次或 7 次以上足月生产的女性患子宫颈鳞癌的风险达到单产女性的近 4 倍。此外，HPV 感染的人群中，口服避孕药 5 ~ 9 年，其发生浸润癌的风险约是未服用避孕药女性的 3 倍，而应用 10 年以上的风险约是 4 倍。而吸烟，无论是主动吸烟还是被动吸烟，对于 HPV 感染的妇女来说，其患子宫颈癌高级别病变（即癌前病变、HSIL 或称 CIN2 ~ 3）或浸润癌的风险约是不吸烟的 HPV 感染女性的 2 ~ 3 倍，被动吸烟同样增加危险性，但危险性要低一些。

多大年龄女性好发子宫颈癌

子宫颈癌的发病年龄分布在不同地区不同人群中存

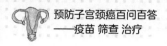
在着一定的差异，其发病年龄各家报道不一。欧洲人群中，子宫颈癌发病高峰是 45～49 岁，而其后随着年龄增长，子宫颈癌发病率逐渐下降。与国际上其他大多数地区报道相一致，我国子宫颈癌的发病年龄是在 20 岁之前发病非常罕见，而 20～29 岁子宫颈癌发生开始随年龄上升，但在 25 岁之前患子宫颈癌的女性还是很少，在 25～40 岁发病率则大幅度上升，统计发现我国城市妇女子宫颈癌高峰年龄为 45 岁，而农村妇女患病高峰年龄则为 55 岁。因此，子宫颈癌是中年女性常见的癌症。

从病因上分析，在女性开始性生活后，有机会接触到 HPV，而 HPV 感染多发生于性生活活跃的女性的某一段时间，尽管每年有大量的人确诊为 HPV 感染，但大多数是低级别感染并在 2 年内消退，研究发现高危型 HPV 感染最常见于 25 岁以下女性，而其导致的低度子宫颈病变在 25 岁以下女性大部分可自愈，进展为高级别病变和子宫颈癌的病人往往合并其他高危因素，HPV 合并其他感染性疾病时则病毒不太容易自我清除，这些高危因素包括初次性交年龄、多个性伴侣、抽烟、单纯疱疹病毒感染、HIV、口服避孕药等，从 HPV 感染到疾病进展到浸润癌时则需要至少 8～10 年的历程，因此，子宫颈癌患病和导致的死亡高峰年龄则是 40～50 岁，但是，近些年来年轻妇女子宫颈癌的发病率呈明显的上升趋势，已由 20 世纪 50 年代的 9% 上升到 90 年代的 24%，增加了 2 倍多。

年轻人能得子宫颈癌吗

子宫颈癌是最常见的女性生殖道恶性肿瘤，好发年龄是中年女性，这与其性生活开始后接触并感染HPV，并历经 8～10 年后才逐步发展为子宫颈癌的自然病程相关，但是近 20 年来发现子宫颈癌有年轻化的趋势，30 岁以下的子宫颈癌发病率增加了 6.4 倍，30～40 岁的子宫颈癌发病率增加了 5 倍多。

为什么患子宫颈癌的女性发病年龄越来越轻了呢？从病因上说，近年来，随着生活水平的提高，人们营养状态改善，女孩早发育，性成熟早，过早开始性生活更容易罹患子宫颈癌。流行病学研究发现，子宫颈癌的发生与初次性交年龄过早有关。初次性交年龄在 18 岁以前，其子宫颈癌的患病率比 20 岁以后者高 13.3～25 倍。这是因为，青春期子宫颈上皮发育尚未成熟，抵抗疾病的能力差，过早性生活造成子宫颈局部微小损伤，HPV 容易侵犯，且青春期少女的免疫系统相对脆弱，易受致癌因素的刺激而患病。随着年龄和性经历的发展，女性生殖道系统才逐渐发育成熟，从而具有正常的抗病能力。北京的数据表明，子宫颈癌病人年龄分布在 34～48 岁，其中 40 岁以下的女性病人占到 33.3%，40～48 岁者占 66.6%，子宫颈癌已严重威胁到中青年女性的健康和生命。

由上述可见，子宫颈癌不似其他常见恶性肿瘤一样，常见于老年病人，由于有明确的病因及其较长的感染致发病史，子宫颈癌最常见于中年妇女，但年轻女性一样受此疾病的危害，并且，如果性生活过早，很小就接触到 HPV 病毒，更容易感染 HPV，不仅发病早，其

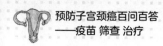
患子宫颈癌几率也明显增高。

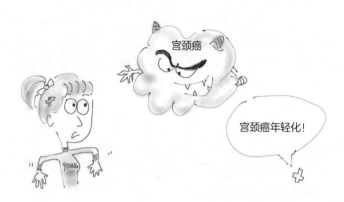

（王　悦）

四、
什么是子宫颈癌前病变

22 什么是子宫颈癌前病变

　　子宫颈的癌前病变，是从"HPV感染"向"宫颈癌"发展中的一个阶段，常指发生在子宫颈部位的鳞状上皮内瘤变，也就是我们常说的CIN或鳞状上皮内病变，这跟鱼鳞没有关系哦！鳞状上皮只是子宫颈、外阴、阴道表面的正常上皮。癌前病变是由于高危型人乳头瘤病毒（HPV）持续感染引起的。被HPV感染人群中，只有10%～20%长期持续被高危型HPV感染的女性可以发生癌前病变。从开始被HPV感染到引起癌前病变需要5～10年的时间。当鳞状上皮发生病变时，根

跟我没啥关系哦

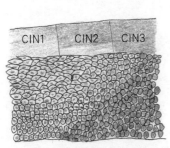

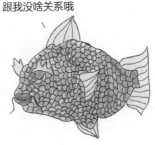

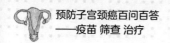

据严重程度和未来癌变的风险，分为低级别鳞状上皮内病变（LSIL / CIN1）和高级别鳞状上皮内病变（HSIL / CIN2）。如果不治疗，其中 5% 左右可以从癌前病变发展到癌。在年纪大的女性，这种由癌前病变发展的风险高于年轻女性。

什么是子宫颈低级别鳞状上皮内病变

　　子宫颈低级别病变，在临床上的术语为低级别鳞状上皮内病变（LSIL），是指子宫颈鳞状上皮内瘤变 I 级，就是我们常常听到的 CIN1，也包括一些单纯 HPV 感染所致的湿疣等。低级别鳞状上皮内病变多为 HPV 一过性感染，在 1～2 年内，85%～90% 的感染可自然清除，进展为高级别鳞状上皮内病变的几率相对低。

　　在显微镜下观察，CIN1 的表现是鳞状上皮的基底及副基底层细胞增生，细胞的样子有些不同于正常细胞，也叫轻度异型性，这种异常的细胞一般不超过上皮的下 1/3 层。

什么是子宫颈高级别鳞状上皮内病变

　　子宫颈高级别病变，在临床上的术语为高级别鳞状上皮内病变（HSIL），是指如果不治疗具有进展为浸润性癌风险的鳞状上皮内病变。包括子宫颈上皮内瘤变 2 级，就是我们常常听到的 CIN2，以及子宫颈上皮内瘤变 3 级，即 CIN3。多为 HPV 持续感染，如不治疗，将有可能进展为癌。

在显微镜下观察，高级别鳞状上皮内病变（HSIL）全层鳞状上皮细胞异常增生，可以扩展到上皮 1/2 以上，就是 CIN2，如果达到上皮全层，那就是 CIN3。在医院检查出 CIN2、CIN3 时，因向子宫颈癌发展的危险性增高，需要治疗。

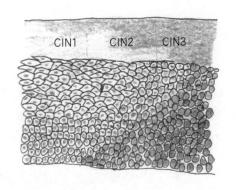

25 子宫颈癌前病变一定会发展成子宫颈癌吗

子宫颈癌的主要发病原因是 HPV 感染，但是这个过程是漫长的，也就是说从 HPV 感染发展到癌前病变即 CIN 需要 1～5 年相对长的时间，而从 CIN 发展到癌同样也需要 5～10 年较长的时间。并不是感染了 HPV 病毒，就一定发生 CIN，仅是一部分人会发生，这点取决于身体的状况。这样就给我们提供了早期发现子宫颈

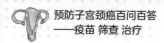

癌，甚至在其还没有发生癌变时即能够发现并得到及时的治疗，对于大多数病人来讲这是最理想的状态。

其次，当我们发现 CIN 后不一定以后一定会变成子宫颈癌，CIN1 进展为子宫颈癌的几率为 14%～40%，CIN3 进展为子宫颈癌几率则可达 71%～73%。所以，高级别的子宫颈病变需要关注和治疗，低级别的子宫颈病变可以继续随访观察，具体见第十六部分。

子宫颈癌前病变如何诊断

子宫颈癌前病变一般没有明显症状，有的病人会表现为白带增多、白带夹血、性接触出血等。做妇科检查时所见子宫颈也会表现为光滑、糜烂样改变或仅有一般子宫颈炎的症状，因此，单凭肉眼观察无法诊断，主要根据细胞学（TCT）、HPV 检查和阴道镜以及病理组织学检查确诊。

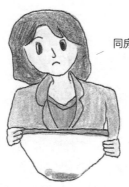

同房后怎么会出血？

通常细胞学检查大家看到的报告是 TCT，或称"液基细胞学"检查，报告分为不能明确意义的非典型鳞状细胞（ASCUS），低度病变，这是介乎于正常与异常之间的细胞学结果，对这种结果还需要再进行高危型 HPV 检测，如果是年纪大，子宫颈有糜烂，可以直接做阴道镜检查。如果首先查 HPV 遇到阳性，需要再做细胞学或直接阴道镜检查。最后根据阴道镜下取活检做病理学结果，最后诊断。如果细胞学已为不除外高度鳞状上皮内病变（ASC-H）或高度鳞状上皮内病变（HSIL）以及非典型腺细胞（AGC），则可以直接做阴道镜检查取活检，最后根据病理学结果诊断，明确是否有癌前病变。

什么是病理组织学？就是当我们在做细胞学和 HPV 检测时发现异常，医生会建议我们去做阴道镜。在阴道镜下，如果可疑有病变的部位，医生会取活检，就是从我们的子宫颈上取一块或几块组织送去病理科化验，病理科医生会出具相应的报告。所以，我们在医院

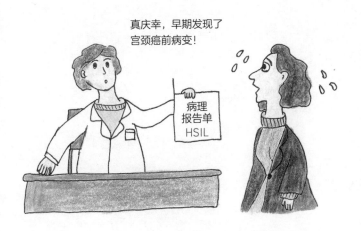

真庆幸，早期发现了宫颈癌前病变！

病理报告单 HSIL

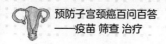
看完阴道镜会听医生说一周后拿病理报告回来看结果。这个重要的结果就会提示给医生，我们是不是有子宫颈癌前病变，是低级别的还是高级别的病变。

（李明珠　魏丽惠）

五、
HPV 感染是
子宫颈癌发生的病因

HPV 是什么

　　HPV 是一种叫人乳头瘤病毒的缩写，广泛存在于自然界中，有的学者曾经在电梯按键、门把手等地方都发现了 HPV 的存在。HPV 是没有包膜的 DNA，非常小，直径 50 纳米左右，一根头发的直径是病毒颗粒的 1000 倍。目前发现有 100 多个型别。其中与女性生殖道感染相关的约 50 多种，与女性生殖道肿瘤相关的有 20 余种。最初发现 HPV 是导致性传播疾病尖锐湿疣的病原体，1974 年德国学者 zur Hausen 首先提出了 HPV 与子宫颈癌有相关性的假设，随后大量研究证实了

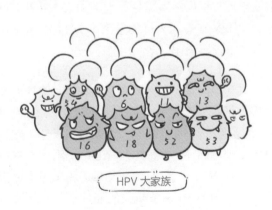

HPV 大家族

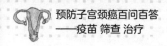
HPV 感染是子宫颈癌发生的主要原因。Zur Hausen 因此获得 2009 年诺贝尔生理学或医学奖。

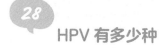

28 HPV 有多少种

HPV 病毒有 100 多个型别，其中 50 个以上的型别与生殖道感染有关。HPV 分为低危型和高危型。低危型 HPV 不会引起子宫颈癌；而高危型 HPV 感染与子宫颈癌的发生有关系。根据全球和我国的流行病学研究，国家药监局提出在我国常见的高危型有 16、18、31、33、35、39、45、51、52、56、58、59、68 共 13 个型别；中危型有 26、53、66、73、82 共 5 个型别。高危型的感染与子宫颈癌及可能发生子宫颈癌的高级别癌前病变有关。低危型有 6、11、40、42、43、44、54、61、72、81、89 共 11 个型别，与生殖器疣及低级别外阴、阴道、子宫颈病变相关，不会引起子宫颈癌的发生。低危型和高危型病毒混合感染在外阴、阴道、子宫颈鳞状上皮内病变中较常见。根据一项跨越五大洲纳入 100 万人群的荟萃分析，HPV 在普通人群的感染率为 11.7%，国内女性人群 HPV 的感染率在 13% ~ 15%。

迄今为止，致癌性最强的类型是 HPV16 和 HPV18。与其他高危型 HPV 相比，HPV16 阳性的高级别癌前病变的患病年龄似乎更加年轻，HPV16 也可导致约 1/3 的腺癌，还可导致 40% ~ 90% 的外阴上皮内瘤变（VIN），阴道上皮内瘤变（VAIN），阴茎上皮内瘤变（PIN）。HPV16 是高风险的病毒，现在还不完全了解为什么有些 HPV16 感染相关的癌前病变进展为癌，而有些则不会。HPV18主要与子宫颈腺癌的发生有关。

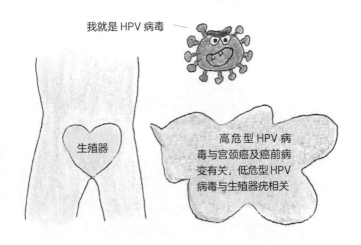

我就是 HPV 病毒

生殖器

高危型 HPV 病毒与宫颈癌及癌前病变有关，低危型 HPV病毒与生殖器疣相关

29

HPV 病毒如何传播

HPV 的传播途径包括： 最主要途径是性接触传播，其次外生殖器和污染物也可传播。

再此特别要提醒大家，不用担心一起吃饭、握手、共用一张床、坐在马桶上等会感染 HPV。当然，如果没有良好的卫生习惯，受感染的手接触外阴、阴道是会有感染风险的，当然被 HPV 污染的内裤、卫生用品也会传播 HPV。

有研究对近 100 名处女随访 2 年，发现只有在发生性生活后才会检测到 HPV-DNA。皮肤之间的密切接触是 HPV 感染的必要条件。由于某些性行为，如多个性伴侣、口腔生殖器接触（口交）、初次性交年龄小、短

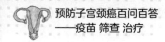
期内多个性伴侣和多次性关系以及同时感染其他性传播疾病都会增加 HPV 感染的风险。

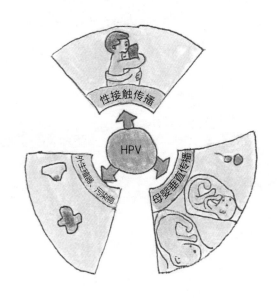

（其中性生活为主要传播途径）

HPV 可以通过母婴的垂直传播吗

垂直传播是指病原体通过母体经胎盘或血传给胎儿的传播，又称母婴传播。根据 HPV 传播的时期，母婴垂直传播分为三类：受精前后、产前（妊娠期间）、围产期（出生时及出生后）。HPV 通过垂直传播感染婴儿并不常见，新生儿 HPV 阳性检出率只有 1.5%。由于 HPV 可在分娩前传播，所以剖宫产不能完全保护新生儿不受 HPV 感染，HPV 感染不是剖宫产的指征。新生儿大多数的感染都是短暂的。新生儿感染 HPV 最严重的后果是小儿出现复发性呼吸道乳头状瘤，但其发病罕见，在美国的发病率是（1.7～4.3）/10 万。

HPV 感染很常见吗

HPV 感染很常见，特别是性活跃的年轻女性，不必因为 HPV 感染而忧心忡忡，更不必因此怀疑夫妻双方有婚外性行为。有一项调查显示，38% 女大学生 HPV DNA 检测阳性；有 80% 的女性一生中都有 HPV 感染的风险。但是与 HPV 相关的疾病并不是被 HPV 感染的人都发生，大多数感染是一过性的，HPV 在新近感染后 12 个月内，清除率可能达到 70%，只有约 9% 的少数人在第 24 个月仍存在 HPV 感染。年龄越大清除 HPV 所需的时间会更长一些。但在免疫抑制人群（HIV 病人、器官移植者等）HPV 感染率很高，且 HPV 清除率明显降低，高级别病变（即癌前病变）及子宫颈癌的患病风险同样也会高于普通人群。

不用过分担忧 HPV 感染。单纯 HPV 感染并不可怕，只有高危型 HPV 持续、反复感染才有可能发生高级别上皮内病变及子宫颈癌。HPV 感染后是否被清除，还是发展为癌前病变，与病人年龄、自身的免疫力有关系。因此，良好的精神面貌，乐观的生活观念，规律的生活方式，正确的社交关系，在 HPV 的清除过程中有重要的作用。另外，应该提倡在性生活中使用避孕套，对预防 HPV 的交互感染还是有一定效果的。

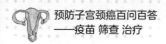

HPV 感染属于性传播疾病吗

首先明确 HPV 感染大部分是通过性行为传播的，且主要病变发生在外生殖器部位，因此，是性传播疾病，只有少部分发生在其他部位。

但 HPV 感染不同于传统观念的性病。传统观念的性病包括梅毒、淋病、软下疳、性病性淋巴肉芽肿和腹股沟肉芽肿 5 种，是仅通过性行为传染的疾病。性病是在世界范围内广泛流行的一组常见传染病。

什么是性传播疾病？1975 年，世界卫生组织（WHO）把性病的范围（上述 5 种疾病）扩展到各种通过性接触、类似性行为及间接接触传播的疾病，统称为性传播疾病（STD）。目前性传播疾病的涵盖范围已扩展至包括最少 50 种致病微生物感染所致的疾病，其中包括传统的 5 种性病及非淋菌性尿道炎、尖锐湿疣、生殖器疱疹、艾滋病、细菌性阴道病、外阴阴道念珠菌病、阴道毛滴虫病、疥疮、阴虱和乙型肝炎等。我国目前要求重点防治的性传播疾病是梅毒、淋病、生殖道沙眼衣原体感染、尖锐湿疣、生殖器疱疹及艾滋病。

什么人易被 HPV 病毒感染

首先，性生活活跃的人群是容易被 HPV 感染的。国外有一项研究，对近 100 名处女随访 2 年，发现只有在发生性生活后才会检测到 HPV 病毒。HPV 是通过退化、脱落的生殖道上皮细胞传播的，当性生活或其他原因使生殖道黏膜发生微小伤口时，HPV颗粒与伤口处暴露的基底层细胞上的受体结合进入细胞内进行复制而被感染。当然，如果有多个性伴侣、初次性交年龄小、短期内多个性伴侣和多次性交，以及有其他性传播性疾病的人更容易被HPV感染。在性伴侣患有外生殖器疣的病例中，有高达66%者进展为类似的疾病。

大部分HPV感染是一过性的，90%病人依靠自己的免疫力2年内都可清除病毒。因此，有免疫系统疾病的人群，包括HIV、器官移植及红斑狼疮等病人也容易被HPV感染，且易造成持续性感染，从而引起高级别癌前病变及子宫颈癌。

另外，多产、吸烟、长期使用口服避孕药和免疫抑制的人群感染HPV后，比正常人群容易向子宫颈癌进展。

HPV感染后一定得子宫颈癌吗

HPV感染后不一定得子宫颈癌。大多数HPV感染都是一过性的，无论是高危型还是低危型HPV感染，都可以在短期内被病人自己的免疫系统清除，清除时间平均需要9个月，90%以上病人2年内可将HPV清除干净，几乎不存在恶变风险。HPV16感染时间要比其他型别长，约为18.3个月，有充分的流行病学证据确定，HPV16和HPV18是有很强致癌性的。研究发现，由感染转变为肿瘤至少需要5~10年甚至15年，约占感染人群中的比例为3%~5%，是比较少的。

从HPV感染到进展为癌需要经过感染→鳞状上皮

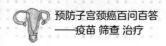
内瘤变→癌的相对缓慢过程，在这几年或是十几年的时间里，可以通过子宫颈脱落细胞学及 HPV 检测的方法对子宫颈病变进行筛查。尽管 HPV 感染十分常见，但据估计美国女性患子宫颈癌的终生风险仅为 0.68%，主要是大部分美国女性接受子宫颈癌筛查。

所以强调女性应自觉定期接受子宫颈癌筛查，通过筛查将阻断子宫颈病变到子宫颈癌的进展，从而达到预防子宫颈癌发生的目的。

HPV 感染后多长时间患子宫颈癌

有研究发现，由 HPV 感染转变为子宫颈癌至少需要 5～10 年甚至 15 年，约占感染人群中的比例为 3%～5%。

HPV 感染到发生子宫颈癌是非常罕见的事件。大部分 HPV 感染是一过性的，年轻女性中一过性感染非常普遍，90% 以上的感染会在 1～2 年被机体清除出去而不会对人体产生危害，只有少数高危型 HPV 的持续感染才会发生高级别上皮内病变及子宫颈癌，这是一个漫长的过程。

当高危型 HPV 病毒持续感染，病毒 DNA 就会嵌入人体生殖道黏膜基底层细胞的 DNA 当中，从而打乱细胞正常的复制周期，使细胞异常增生，发生癌前病变。癌前病变又有低级别和高级别之分。低级别并不可怕，2 年内大部分可能会自然消退，年龄越小消退的可能性越大。当少数人病变继续存在会有可能进展为高级别癌前病变，如果在其进展过程中没有进行筛查就会有进展到癌的风险。其中哪些会进展到癌，哪些只是停留在癌前病变的机制不清楚，与病人自身的免疫状态及遗传因素、局部微生态环境都有关系。

总之，从 HPV 感染发展到癌是一个偶发事件，其间需要几年或是十几年的时间，如果能够做到定期的筛查，一定会阻止子宫颈癌的发生。

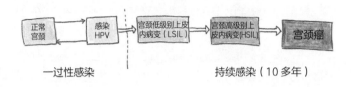

一过性感染 　　　　　　　　　持续感染（10多年）

哪种 HPV 型别感染最易引起子宫颈癌

高危型 HPV 容易引起子宫颈癌的发生。常见的高危型包括 HPV16、18、31、33、35、39、45、51、52、56、58。在 90% 以上的子宫颈癌标本中都可以检测到高危型 HPV。

大家知道 HPV 是一种叫人乳头瘤病毒的缩写，目前发现有 100 多个型别。其中与女性生殖道感染相关的约 50 多种，根据 2012 年国际癌症研究机构对 HPV 的分类，分为低危型和高危型。低危型是不容易引发子宫颈癌的型别。

HPV16 是最常见的高危型 HPV 病毒，一半以上的子宫颈鳞状细胞癌的发生都与 HPV16 感染有关。女性一旦感染了 HPV16，其患子宫颈癌的风险明显增加，通常 HPV 感染后没有临床症状，只有通过筛查才能

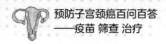
发现。

HPV18 是子宫颈癌第二大常见的 HPV 类型，但在各级别上皮内病变中较少被检测到。这表明 HPV18 引起的子宫颈癌可能是没有经过上皮内病变的过程，直接造成子宫颈癌的发生；或是过程太快，通过传统方法检测不到。

虽然在 90% 以上子宫颈癌的标本中检测出高危型 HPV，但是并不是所有的高危型 HPV 感染都进展为子宫颈癌，发展到癌只是一个偶然事件，可能还与其他性传播性疾病、多产、吸烟、长期使用避孕药和免疫抑制等多因素的协同作用有关。

多大年龄女性易感染 HPV

很肯定地说，有性生活的女性都容易被 HPV 感染。当然，性活跃的年轻女性更容易感染 HPV。中国 HPV 感染呈现两个高峰，第一个感染的高峰年龄在 17～24 岁，可能与越来越多年轻人的性理念改变有关，容易接受婚前性生活或者多个性伴侣的生活方式，年龄越小，多重感染越多见，大部分为一过性感染，很少发生高级别上皮内病变及子宫颈癌。

40 岁以后妇女 HPV 感染率再次出现上升趋势，有文献报道，51 岁以上组总感染率为 53.7%，高危型占 95.5%，单一型感染占 66.7%。高年女性虽然其性生活相对减少，但是由于其激素水平变化等引起免疫功能衰退，导致 HPV 易感性增加及清除能力下降。因此，由 HPV 感染所致的高级别上皮内病变及子宫颈癌的发生率明显高于年轻女性。

鉴于不同年龄组感染的结局不同，应采取不同的预防及筛查方式。

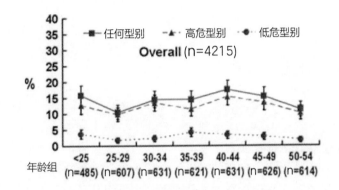

一项中国多中心、基于人群的研究显示，女性HPV感染率按年龄呈"双峰"分布，第一个高峰在"17～24岁"，第二个高峰在"40～44岁"。

（源自文献：Wu EQ, Liu B, Cui JF, et al. Prevalence of type-specific human papillomavirus and pap results in Chinese women: a multi-center, population-based cross-sectional study.Cancer Causes Control,2013,24:795–803.）

（张丽琴　薛凤霞）

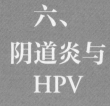

六、
阴道炎与
HPV

38

何为阴道微环境

在人体皮肤表面和与外界相通的腔道中都有寄生的对人体无损害作用的微生物，称为正常微生物群或正常菌群。这种微生物对人体有益无害，而且是对于人体健康是不可缺少的。一个健康成年人大约有 10^{13} 个体细胞，而全身生存的正常微生物总数高达 10^{14} 个，主要分布于皮肤、口腔、消化道、呼吸道和泌尿生殖道。正常菌群与人体之间以及正常菌群间形成一个相互依存、相互制约的系统，确保人体的健康状况。

女性阴道与外界相通，为开放性腔道，阴道口前方是尿道，后方紧邻肛门。正常情况下，当女性进入青春期后，由卵巢产生雌激素，在雌激素作用下，阴道上皮细胞内糖原增加，阴道内的乳杆菌可以分解糖原产生乳酸，使阴道内形成弱酸性环境（pH 约 4.5），即阴道微环境。这种弱酸性环境可以防止致病菌在阴道内繁殖，产生阴道的自净作用，不会发生炎症。在身体受到内外因素影响时，阴道微环境也被破坏，很容易发生阴道炎症。

阴道炎与子宫颈癌有关吗

外阴及阴道炎症是妇科最常见的疾病。引起炎症的病原体包括细菌、病毒、真菌及原虫等微生物。阴道与尿道和肛门相邻，局部潮湿的环境；生育期妇女的性活动；生产；需要经阴道进行的妇科操作，如妇科检查、人工流产等，对阴道子宫颈造成的损伤；加上女性月经周期雌激素水平的波动等都成为阴道炎易于发病的原因。正常情况下，女性阴道微环境处于平衡状态，当致病菌群或病原体大量繁殖，平衡被打破，容易引起细菌性、念珠菌性和滴虫性阴道炎等常见下生殖道感染性疾病，即为阴道炎。

生殖道感染性疾病及阴道微生态环境的改变，易引起HPV感染，在子宫颈癌的发生进程中起着一定促进作用，即阴道炎在某种程度上可能通过促进HPV感染，进一步促进子宫颈癌前病变和子宫颈癌的发生。现在已知子宫颈癌与高危型别HPV（人乳头瘤病毒）感染相关，过早性生活、生育、性伴侣过多、激素、年龄、吸烟等因素相关，其中持续性的高危型HPV感染，是子宫颈癌和子宫颈癌前病变的重要危险因素。

值得强调的是，生殖道感染性疾病以及阴道微生态环境的破坏，并不直接引起子宫颈癌及癌前病变发生。从高危型HPV感染到发生子宫颈上皮内瘤变，再到癌变是一个持续的漫长的过程。所以，对于有包括阴道炎在内的生殖道感染性疾病的病人不必担忧阴道炎是否会导致子宫颈癌，但是应该重视。对患有阴道炎及有HPV感染的女性，应积极尽早治疗阴道炎症。

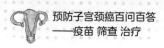

HPV 感染能被消灭吗

HPV 感染在人群中非常普遍。80% 以上女性一生中至少感染过 HPV 病毒。30 岁以下女性，HPV 感染通常是一过性的，可以被自行清除的。绝大多数感染者（90% 以上）在 2 年内，通过自身免疫力可以自然清除 HPV 病毒，少数女性（约 10%）持续 HPV 感染或重复感染，成为患子宫颈癌的高危人群。这些感染高危型 HPV 的女性经过 5~10 年，甚至更长的时间，随着 HPV 整合到细胞核内，会由持续高危型 HPV 感染，发展到癌前病变，再发展为子宫颈癌。如果不进行定期的子宫颈癌筛查，并对发现的癌前病变及时干预治疗，最终约有 0.5% 的女性患子宫颈癌。当前我国女性的 HPV 感染率约为 16.8%。

目前，尽管一些药物可以通过抗炎或提高免疫力治疗 HPV 感染，但全球尚无特效药可以清除 HPV。我们进行子宫颈癌筛查的目的不是发现 HPV 阳性者，而是筛查出子宫颈癌前病变。所以接受健康检查或在妇产科就诊检查发现 HPV 阳性的女性，若无细胞学及组织学异常，可不必太过于担心。HPV16 和 18 型感染者需要转诊阴道镜检外，其他型别 HPV 感染者可以定期复查。另外，通过调整生活作息、保证良好的睡眠及营养、锻炼身体等措施可以提高机体免疫力，同房使用避孕套，注意个人卫生等，大部分病毒可以自行清除。

HPV 检查阳性者是否容易患子宫颈癌

　　HPV 阳性，并不代表就一定会发生子宫颈癌。生育期女性，在月经期、性生活、妇科手术时，子宫颈表面，包括外阴阴道表面，可以出现上皮微小损伤，HPV 病毒可以通过这些微小损伤进入子宫颈上皮引起 HPV 感染。这时我们做子宫颈癌筛查，可以检测到 HPV 阳性。大多数病人（尤其是年轻病人）HPV 感染均是在短时间存在，一般为 6 个月～2 年。90% 以上 HPV 感染在最初感染的 2 年内会通过自身免疫清除 HPV 病毒。但还有约 10% 女性高危型 HPV 持续阳性，这些持续高位行 HPV 感染女性，经过 5～10 年甚至更长的时间，从 HPV 感染逐渐发展，由子宫颈低级别鳞状上皮内病变（CIN1）到子宫颈低级别鳞状上皮内病变（CIN2、3），需要 5～10 年，甚至更长的时间。子宫颈病变是渐演变并可逆转的过程。正常子宫颈在高危型 HPV 持

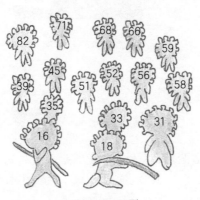

高危型 HPV 亚型

续性感染状态下，经历 CIN1、CIN2、CIN3 阶段，最终发生子宫颈浸润癌。在我国引起子宫颈癌的多种 HPV 高危亚型主要有 HPV16、18、58、52、33，其中，约 80% 的子宫颈癌与 HPV16、18 亚型感染有关。高危型 HPV 还可以引起生殖道癌，其中 99% 以上的子宫颈癌都与高危型 HPV 感染有关，90% 的肛门癌，40% 的外阴、阴道及阴茎，12% 的口咽及 3% 的口腔癌症也与高危型 HPV 感染有关。

所以并不是只要 HPV 阳性就一定会得子宫颈癌，在从感染到逐渐发展到癌前病变再到癌者漫长的过程中，只要坚持定期参加子宫颈癌，就可以防止子宫颈癌的发生。

希望悲剧不再上演

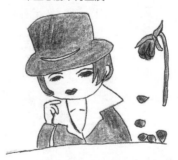

 42

HPV 检查者是阳性是否容易患湿疣

生殖道湿疣是良性疾病，也属于性传播疾病。湿疣主要与低危型 HPV 感染有关，如 HPV6、11、40、42、43、44、54、61、70、72、81、89 均可以引起湿疣，外生殖器湿疣等良性病变和子宫颈低级别上皮内瘤变。引起湿疣最主要的低危型 HPV 是 HPV6、11 型，90% 的湿疣与这两种亚型感染相关。这些由低危型 HPV 引起的病变多能自行消退。也可以通过物理和药物方法治疗局部病灶。

目前认为，无论是尖锐湿疣还是皮肤疣，HPV 主要通过接触的方式传染，尤其是有轻微破损的皮肤黏膜容易被感染。生殖器疣主要通过性行为传播。

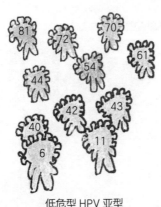

低危型 HPV 亚型

检查 HPV 阳性病毒数值越大就容易得子宫颈癌吗

检查 HPV 阳性病毒数值越大就容易得子宫颈癌，有些女性得到 HPV 报告，看到 HPV 负荷载毒量数值高，就认为容易得子宫颈癌。实际 HPV 病毒负荷量与子宫颈癌前病变或癌变的严重程度不存在绝对关系。在

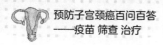

子宫颈高级别病变中可以发现 HPV 病毒载量较低，而在子宫颈低级别病变病人的 HPV 病毒载量却常常较高。高危型 HPV 一过性感染时，常常处于复制状态，通常病毒载量较高；而 HPV 持续性感染甚至子宫颈癌前病变或癌变，可能与 HPV 整合有关，HPV 病毒整合进入细胞核内人基因组，随着人子宫颈细胞的复制而复制，此时，HPV 病毒载量可能并不高。所以不能以HPV 检测是结果的数值高低来预测子宫颈癌的风险。

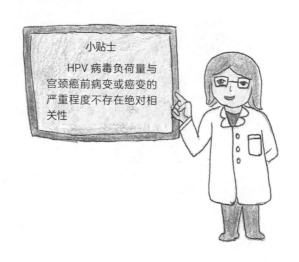

小贴士
HPV 病毒负荷量与宫颈癌前病变或癌变的严重程度不存在绝对相关性

HPV 感染者能怀孕吗

　　HPV 阳性女性并不影响受孕，妊娠期 HPV 感染对妊娠分娩方式没有影响，对产妇产后并发症及新生儿不良结局也无十分显著的影响。综上所述，HPV 感染不是妊娠的禁忌证，但对于育龄期女性在备孕期间和妊娠期间，如果未定期做过子宫颈癌筛查，应该进行筛查，对于已妊娠并且发现HPV感染的妇女，不必太过于紧张，应同时进行孕期的定期随访，或必要时转诊阴道镜检查。妊娠期的筛查目的主要是看有无子宫颈癌。如果发现癌前病变，即使是高级别病变，很少在孕期发展成为子宫颈癌，而且一些在产后可以恢复正常，所以孕期发现无论是高级别或低级别子宫颈病变不用治疗，可以延迟至产后再复查或治疗。

妊娠期发现HPV阳性，甚至发现癌前病变，均不是剖宫产的手术指征。妊娠期母体盆腔充血、生殖系统血供丰富、阴道分泌物增加，加上特殊的免疫状态，较非妊娠期容易感染HPV。另外，一些妊娠期的子宫颈鳞状上皮低级别或高级别病变，在产后可以逆转，一般不影响妊娠和生产。

45 国际上有针对 HPV 病毒感染的治疗办法吗

目前全球尚无有效的特异性的抗HPV药物。治疗性HPV疫苗还在研制中。HPV阳性仅表示HPV感染状态，并不是疾病。

当子宫颈脱落细胞HPV检测阳性，细胞学检测阴性时，并不能说明一定存在病灶，通常可能是HPV感染状态。因为目前尚无有效的抗HPV药物，国内外不推荐对HPV病毒一过性感染状态进行治疗。如果6～8个月以上同一型别高危型HPV检测阳性，则需要定期

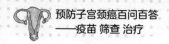
复查，必要时转诊阴道镜检查。作为安慰剂或者辅助用药，目前临床上多采用具有广谱抗病毒、抗细胞增殖等多种生物活性蛋白或以益气扶正、清热解毒祛湿的中成药等局部用药，但均不是特异性的抗HPV疗法。

（李　双　赵彩丽　马　丁）

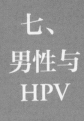

七、男性与HPV

男性能被 HPV 感染吗

不要认为只有女性会被 HPV 感染，男性同样会被 HPV 感染。近年来，随着健康教育的普及和深入，越来越多的人重视了高危型 HPV 病毒持续感染引发的女性子宫颈癌。但随之也造成了一些误解。不少人以为 HPV 感染只有可能会引起子宫颈癌，或是只有女性才可能被 HPV 感染。其实不然，过去三四十年间从流行病学调查到临床研究提示，HPV 感染所致的人体恶性肿瘤绝不仅仅局限于子宫颈癌，还可以引起女性阴道癌前病变和癌，外阴癌前病变和癌，以及肛门或肛周的癌前病变和癌。同时，男性也会被 HPV 感染，引起外生殖器湿疣；也可以导致阴茎、肛周和肛门的癌前病变和癌。因此，对待 HPV 感染，不论是高危型 HPV 还是低危型 HPV 感染，男性都绝不应该掉以轻心。

在不同的地区和种族中，有研究发现在一些高发区，男性总体生殖器 HPV 感染率高达 45.2%，而多种高危 HPV 亚型同时感染率（也称多重感染）达 25.1%，尤其是在性生活活跃且无保护性措施的男性中，HPV 感染比例会更高。相关文献报道，可导致肿瘤生长的高危型 HPV 感染率与异性性伴侣数，以及和同性性伴侣数

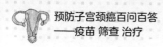
均呈正相关。当异性性伴侣多，或同性性伴侣多都容易被 HPV 感染。已经证实，HPV（包括高危型和低危型）不仅存在于外生殖器及肛门周围，甚至在尿道、输精管、附睾、睾丸及精液中均可以检测到。人类免疫缺陷病毒（HIV）阳性的病人，HPV 感染率明显高于 HIV 阴性人群。另外，有口交者也可以见到口腔和头颈部癌。

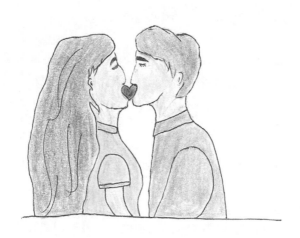

男性 HPV 感染后会患什么病

男性 HPV 感染与男性生殖器疣、阴茎癌、肛门癌甚至男性口腔癌和喉癌均有一定的关系。也可导致不育症；而且向其女性性伴侣传染，也会引起 HPV 感染。

男性 HPV 感染最常见的后果是引起生殖器官的尖锐湿疣，它好发于包皮系带、冠状沟、包皮、尿道、阴茎、肛门周围和阴囊，可由淡红或乌红色粟状湿疹样病变发展成乳头状或囊状赘生物，搔抓后可继发感染，多由 HPV 低危亚型感染导致，约 90% 的湿疣由 HPV6/11 亚型感染相关。在男性不育的病人中，也存在较一般人群高的 HPV 感染率。我国的一项调查显示，在 523 例有生育力的男性中，精液 HPV 阳性率为 6.7%；而在 615 例不育男性中，HPV 阳性率为 17.4%，其中 HPV45、HPV52、HPV18、HPV59、HPV16 等亚型在不育男性中较为常见。有研究发现，HPV 病毒能够整合在精子头部或进入精子细胞内，从而影响受精过程。

与 HPV 感染相关最常见的男性生殖系统恶性肿瘤是阴茎癌。美国疾病预防与控制中心的资料显示，63% 的阴茎癌与 HPV 感染有关。另外，加拿大学者的研究还发现，1992～2012 年与 HPV 相关的口腔癌的男性病人增加了 56%。

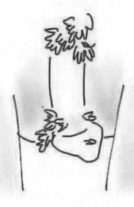

男性尖锐湿疣

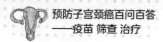

男性阴茎癌前病变和癌与 HPV 感染有关吗

从目前全球多项研究发现来看，男性生殖器官癌前病变和癌与 HPV 感染有明显关系。

阴茎癌是男性生殖器官最常见的恶性肿瘤。研究显示，HPV 感染可能是阴茎癌发生的病因之一。有多项研究表明，约近 1/2 的阴茎癌组织中可检测到 HPV-DNA 的存在。美国学者报告，阴茎癌病人中有 75% 的浸润性鳞状细胞癌和 50% 的疣状癌病人检测出 HPV 感染，其中高危型 HPV16 最常见。欧洲的研究也发现，84.2% 的阴茎癌病人能够检测到高危 HPV16 亚型感染，10.5% 的病人检测到 HPV18 亚型感染。而另一项来自西班牙的研究显示，阴茎高级别鳞状上皮内病变病人中 HPV16 是最常见的病毒感染亚型，其检出率为 79.6%，在阴茎癌病人中检出率为 68.7%。

男性肛门癌和 HPV 有关吗

近年来，HPV 感染与男性肛门癌之间的关系得到越来越多关注。有研究指出，HPV 感染、肛交和较多的性伴侣可能是肛门癌发病率增加的原因。肛门在解剖学位置上和女性子宫颈相似，也是 HPV 易感区，男性肛周疣常常合并肛门上皮内瘤样病变，比例高达 52%。在男同性恋者中，肛周高危致癌型 HPV16 的感染率为 7.2%、HPV18 的感染率为 4.7%；而在肛门及肛管尖锐湿疣病变组织中 HPV 感染率高达 71.21%。一项针对北京市男同性恋者 289 人的调查中发现，HIV 感染率为 10.03%，HPV 感染率为 71.63%，生殖器癌 / 肛门癌病变发生率为 0.7%，明显高于普通人群。HIV 阳性者高危型 HPV 感染率更高。

男性 HPV 感染能被消灭吗

HPV 是感染人类十分常见的病毒，大部分 HPV 感染是一过性且是没有症状的，由于生理结构的特殊性，男性即使感染了 HPV 病毒，多数都可以通过自身免疫力清除掉病毒，也不会影响健康。HPV 的持续感染才有可能发生生殖器癌前期病变或生殖器癌。目前尚没有 HPV 特效治疗方案，对于抗病毒药物或抗病毒免疫调节药物的疗效学术界还存在争论。体外消灭 HPV 非常容易：它耐寒不耐热，100℃几秒钟内即可灭活；常用消毒剂如过氧化氢溶液、戊二醛、漂白粉、高锰酸钾等都可以杀灭存活于体外的 HPV。

有专家呼吁给男孩注射 HPV 疫苗来预防感染，从而在一定程度上降低生殖器疣、生殖器癌和口腔癌的发生率，但在我国 HPV 疫苗尚未批准在男性（孩）中使用。

HPV 感染能过性生活吗

HPV 感染能过性生活，但是要注意性生活的卫生，事前事后要清洗外阴，每次性生活使用新的避孕套，并且在发生性行为之前使用，这样可以减少感染。

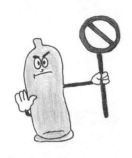

　　虽然禁性生活能减少大部分 HPV 感染，但这不切合实际。由于大多数男性的 HPV 感染无明显症状，以亚临床感染为主，所以性生活卫生及性生活中男性采取避孕套措施防止 HPV 传播尤为重要。尽管有研究表明，因为男用避孕套不能把所有的外阴 HPV 易感区域都遮盖，避孕套不能完全消除 HPV 感染的风险，但是在阴道、肛门或口腔性交过程中一直使用避孕套可以减少 HPV 感染或传播给性伴侣的几率。有学者也对比了 HPV 阳性者和 HPV 阴性者的性器官清洗率和避孕套使用率，前者是明显低于后者的，所以强调性生活的卫生和避孕套的使用是有益于预防 HPV 感染的。现在还有人提倡使用女用避孕套来阻断 HPV 的传播。

52 没有性行为就一定不会感染 HPV 吗

HPV 的传播途径有以下 5 种： ①性接触（主要途

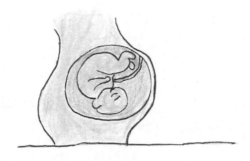

径）。②密切接触。主要是皮肤接触，包括但不限于会阴部皮肤接触，例如口对口亲吻、拥抱、握手等。③间接接触。主要是指接触感染者的衣物、生活用品、用具等。④医源性感染。医务人员在进行治疗护理操作时防护不好，造成自身感染或通过医务人员传播给病人。⑤母婴传播。胎儿通过产道时的密切接触而感染。任何女性、男性均有可能通过非性接触方式接触到 HPV。所以，性生活虽然是 HPV 感染的主要方式，但不是唯一的感染方式。

有学者发现很多公共场所都有高危型 16 型、18 型 HPV，具备一定的条件时可能就感染了。虽然 HPV 在公共场所存活的时间很短，但是由于某种原因正好感染也有可能的。

使用避孕套可以预防 HPV 感染吗

目前，全球许多研究结论都显示，使用避孕套可以降低由 HPV 感染所致的生殖器疣和生殖道癌症的风

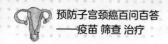
险，但关于避孕套对于 HPV 的屏障作用各学者观点不一。由于 HPV 的易感部位除避孕套覆盖的区域外还包括阴囊、肛周等部位，发生在这些部位的 HPV 感染，避孕套将无法起到保护作用，所以避孕套并不能完全消除 HPV 感染的风险。另外有研究认为，HPV 为双链 DNA 的小 DNA 病毒，球形病毒直径 52 ~ 55 纳米比普通避孕套乳胶分子之间的天然裂隙要小，所以使用避孕套虽然有效但却不能完全防止。

虽然目前关于避孕套对 HPV 的屏障作用的观点不一，但是使用避孕套和减少性伴侣数是目前公认的预防性接触所致 HPV 感染最有效的方式。

（李　凌　李隆玉）

阴道癌前病变与 HPV 有关吗

阴道高级别鳞状上皮病变为阴道癌前病变，具体包括阴道上皮内瘤变（VAIN2 ~ 3）、鳞状细胞原位癌。阴道癌前病变进展为阴道浸润癌的风险约 12%。阴道癌前病变的发生与高危 HPV 感染密切相关，且主要 HPV 类型为 HPV16，我国目前批准的 2 价疫苗就包括了 HPV16。VAIN2 ~ 3 中 HPV 感染率 90% ~ 92.5%，VAIN 好发于阴道上 1/3，占 78% ~ 92%，可能原因是阴道上 1/3 与子宫颈上皮有共同的胚胎起源，故对 HPV 有相似的易感性。阴道癌前病变病人大多没有临床症状，故诊断主要依靠临床检查，包括细胞学检查和阴道镜检查，正因为癌前病变没有特异的症状，等到病人有症状而就医时，一般都到浸润癌阶段了。一般是在子宫颈筛查异常者行阴道镜检查时发现，故阴道镜检查子宫颈时，也应同时关注阴道是否存在病变。因子宫颈病变行全子宫切除术后病人仍应随访 HPV 和细胞学，如有异常应在阴道镜下认真检查阴道壁是否有病变。阴道镜检查对病灶的部位和范围的确定具有重要意义，并可指导治疗的范围，阴道镜下病灶活检是明确诊断 VAIN 的标准方法。CO_2 激光气化是目前国内外比较主流的有效

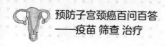

治疗阴道癌前病变的主要方法。

阴道癌与 HPV 有关吗

阴道癌是下生殖道少见的癌症类型，约占女性生殖道癌症的 1%～4%。阴道癌病人中，HPV 感染率 65%～70%，比阴道癌前病变的感染率低，但与阴道癌前病变类似的是 HPV16 也是阴道癌病人中最常见的类型。子宫切除后阴道癌前病变的病人，进展为阴道癌的几率显著高于未行全子宫切除的病人。故在因子宫颈癌前病变或子宫颈癌切除子宫的病人，千万不要以为切完子宫就没有问题了，切完子宫术后仍应密切随访，警惕阴道癌前病变和阴道癌的发生。

肛门癌与 HPV 有关吗

大多数肛门癌与人乳头瘤病毒（HPV）密切相关，肛门癌相关的 HPV 类型与子宫颈癌类似，HPV16 在肛门癌中更具有主导地位，约 90% 的肛门癌与 HPV 有关。新近的研究表明，肛门癌相关的 HPV 感染率更高，可能与分子检测技术的改善有关。肛门癌的发病率虽然在一般人群中较低，但在男性和女性中都有稳步上升的趋势，尤其是在男性接触者以及由于 HIV 感染引起免疫力低下的男性和女性。肛门癌的高危因素包括暴露于 HPV、慢性刺激和免疫抑制。肛门性交是肛门感染 HPV 较常见的方式，但不是 HPV 在肛管中传播的唯一方式。肛门癌的筛查尚无国家筛查指南，尚无权威性的规范。

肛周癌前病变及癌与 HPV 有关吗

肛周疾病的组织病理学类似外阴疾病。肛周癌前病变包括高级别肛周上皮内瘤变（PAIN3）和鲍温病，可进展为肛周癌。与子宫颈癌前病变 CIN3 和子宫颈癌类似，肛周上皮内瘤变 3 和肛周癌也与 HPV 感染密切相关，且存在一定的 HPV 感染基因型。肛周 HPV 感染在高风险人群包括男男同性恋、感染 HIV 或因器官移植而免疫力降低的人群。故这部分人群也是肛周上皮内瘤变 3 和肛周癌的高危人群。肛门癌前病变和肛周癌前病变的筛查一般是通过肛门细胞学检查，确诊需要比阴道镜更为专业的高分辨率肛门镜引导下活检证实。

口腔癌与 HPV 感染有关吗

传统上，口腔癌公认的致癌危险因素包括过度吸烟、饮酒及长期局部刺激等因素。而目前的研究则发现，高危 HPV 感染也与口腔癌的发病有关。高危型 HPV16、18 的持续感染与 70% 的子宫颈癌、50% 的肛门生殖器癌及 20%～30% 头颈鳞癌的发病密切相关。国外学者曾报道，世界范围内口腔癌中 HPV 感染率约

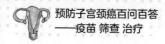
为 23.3%。中国的一项荟萃分析显示，中国口腔癌病人中 HPV 的总感染率、HPV16 感染率、HPV18 感染率、HPV16 和 18 的重叠感染率分别为 52%、42%、22% 和 11%；口腔鳞癌中 HPV16 感染率为 42%，中国口腔癌病人中 HPV 感染率保持在较高的水平，其感染以 HPV16 为主。感染 HPV16 明显增加了口腔癌发生的危险性。

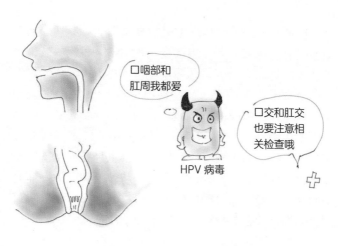

（陈丽梅　隋　龙）

九、
什么是 HPV 疫苗
（子宫颈癌预防性疫苗）

 59

HPV 疫苗是如何制成的

　　HPV 疫苗是人乳头瘤病毒疫苗的简称，目前我们所说的 HPV 疫苗是指 HPV 预防性疫苗。它是由一种人工合成的、不同 HPV 型别的病毒衣壳蛋白 L1 组装而成的基因工程疫苗。利用基因重组技术，首先将编码衣壳蛋白 L1 的基因片段插入载体，整合表达于不同的真核细胞上（例如酿酒酵母、大肠埃希菌或感染杆状病毒的昆虫细胞），之后细胞大量繁殖，就会分泌更多的重组蛋白 L1，把这种重组蛋白提取出来，再经过分离纯化，最后这种 L1 蛋白自动组装形成一种类似病毒的空心颗粒，这种颗粒外观类似 HPV，但不是真正的HPV，我们称它为病毒样颗粒（VLP）。这就是疫苗的有效成分，也是我们常说的抗原。为了加强这种抗原的作用，提取抗原后还要做的一道工序就是添加一种免疫增强剂（也称为佐剂），添加佐剂后的抗原接种到机体就会形成一个"抗原库"，缓慢地释放，这样抗原刺激机体产生免疫反应的时间就会延长，机体就会产生更多的抗体，因此，免疫效果也就更好。最后，这种加了佐剂的重组蛋白，再添加氯化钠、L-组胺酸、硼化钠及注射水等就形成了我们在市场上看到的重组 HPV 疫苗。

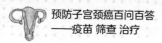

HPV 疫苗怎样抵抗 HPV 感染

HPV 疫苗接种后,刺激人体产生抗体,抗体中和入侵的 HPV 病毒,阻止 HPV 的感染。这是因为 HPV 疫苗中含有一种与真正的 HPV 外形、表面结构基本相同的类病毒样颗粒,这种类病毒颗粒的外面也有 72 个壳微粒构成的 20 面体,因此,保留了 HPV L1 蛋白的免疫原性,可以作为一种抗原,当 HPV 疫苗注射到人体后,就会刺激人体产生免疫反应,诱发机体产生针对不同 HPV 型别的免疫球蛋白(IgG),我们称这种免疫球蛋白是保护性中和抗体,这种高滴度的抗体存在于人的血液之中,可透过血管壁,在局部上皮组织中(例如子宫颈和阴道)达到较高的浓度。这种位于人表皮和黏膜鳞状上皮中的抗体持续、低剂量地分泌到周围微环境中,当真正的 HPV 出现时,这种针对相应型别的抗体就像一个"斗士"一样,立即与其病毒 L1 表位结合,发挥中和作用,将 HPV 清除,阻击了 HPV 入侵机体,从而预防相应型别的 HPV 的感染。

接种 HPV 疫苗会感染 HPV 吗

接种 HPV 疫苗不会感染 HPV。这是因为 HPV 疫苗的制备是采用基因重组技术制成的外观类似 HPV 的衣壳蛋白 L1,它不含有真正 HPV 的致病物质——病毒 DNA,因此,HPV 疫苗没有致病性,换一句话说,就是不会因为注射了 HPV 疫苗而出现 HPV 感染。

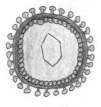
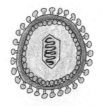

HPV 疫苗　　　　　　HPV 病毒

为什么叫子宫颈癌预防性疫苗

　　由于 HPV 疫苗可以预防子宫颈癌，因此，它也称为子宫颈癌预防性疫苗。就研究目的而言，最初的 HPV 疫苗的研制是为预防子宫颈癌而研发的。这是由于在世界范围内，几十年来，子宫颈癌一直是威胁女性生命的第二大妇科恶性肿瘤，对于这样一个人类的敌人，科学家们经过多年的努力，终于于 1983 年弄清了子宫颈癌的发病原因是高危型 HPV 的持续感染，这一"罪魁祸首"使子宫颈的细胞发生转化，发展为子宫颈癌。发现这一关系的是德国的科学家哈拉尔德·楚尔·豪森教授，他发现大概 99.7% 的子宫颈癌与 HPV 感染有关，并因此于 2008 年获得了诺贝尔生理学或医学奖。

　　既然子宫颈癌源于高危型 HPV 感染，那么科学家们就想到，阻止 HPV 感染人体或感染之后将其清除，子宫颈癌也就不会发生了，因此科学家们开始研制预防 HPV 感染的疫苗。于 1991 年合成了第一个 HPV 样颗粒，之后 HPV 疫苗获得研发成功。这里值得提到的是，在

HPV 疫苗两个共同发明人中，一个是来自我国杭州的科学家周健博士。我们应该记住他为人类成功研发 HPV 疫苗作出的巨大贡献。

此外，从作用来讲，这种 HPV 疫苗对接种前已经感染的 HPV 没有清除作用，对接种前已经发生的癌前病变和癌症也没有治疗作用。因此，我们说目前的 HPV 疫苗是预防性疫苗，不能治疗已经发生的疾病。而且事实也证明，目前在全球范围已应用 10 多年的 HPV 疫苗，无论是二价、四价、九价，均可预防 HPV 的持续感染，使接种者子宫颈癌的发生急剧降低，因此可以说，预防了 HPV 的感染，也就预防了子宫颈癌。所以，目前的 HPV 疫苗被称为子宫颈癌预防性疫苗。它也成为人类史上第一个因为预防癌症而生的疫苗，是人类首次尝试通过疫苗消灭一种癌症，因此，HPV 疫苗的诞生具有划时代意义。

此外，还有一种多年处于研究阶段的疫苗叫子宫颈癌治疗性疫苗，即对已经发生的 HPV 相关疾病可以起到治疗的作用，目前已有初步疗效的报道，但在人群中的治疗效果，还需要更多的研究进一步观察和证实。

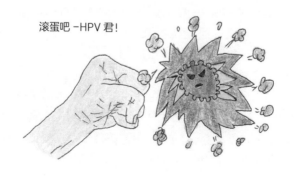

滚蛋吧 -HPV 君!

现在全球有多少种 HPV 疫苗

目前，全球有三种上市的 HPV 疫苗，均由美国食品和药物监督管理局（FDA）批准并获得世界卫生组织（WHO）的认可。

第一种是 2006 年上市的四价人乳头瘤病毒疫苗，即四价 HPV 疫苗，含有抗 HPV16、18、6、11 四种型别 L1 蛋白的 VLP（病毒样颗粒）。四价疫苗被称为世界上第一支 HPV 疫苗，可用于预防 HPV16、18、6、11 型病毒感染，从而预防 HPV16、18 感染导致的子宫颈癌、外阴癌、阴道癌、肛门癌及其癌前病变。由于约 70% 的子宫颈癌与 HPV16、HPV18 有关，因此，含有 HPV16、18 两型的疫苗，理论上可以预防约 70% 的子宫颈癌。此外，由于四价疫苗还有 HPV6、11，因此，它还可以预防 HPV6、11 导致的生殖器疣。

第二种是 2007 年上市的、含有 HPV16、18 型的二价人乳头瘤病毒疫苗，即二价 HPV 疫苗，可以预防 HPV16 和 HPV18 感染及这两型 HPV 感染导致的癌前病变和癌。

第三种是于 2014 年 12 月被 FDA 批准上市的九价 HPV 疫苗，在 HPV16、18、6、11 型四价疫苗的基础上，添加了 HPV31、33、45、52、58（其中 HPV52、58 型病毒，是亚洲人易感染的型别），能预防这 9 型 HPV 导致的 HPV 感染及相关的癌前病变和癌。其中，九价 HPV 疫苗对子宫颈癌的预防效范围提高近 20%，可以预防约 90% 的子宫颈癌。

目前，我国食品药品监督管理局（CFDA）分别于 2016 年 7 月和 2017 年 5 月批准了二价疫苗和四价疫苗

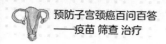
在我国上市。

我国也有自主研发和生产的疫苗，目前正在进行 3 期临床试验，上市后可以满足我国不同地区不同人群的要求。

HPV 疫苗家族

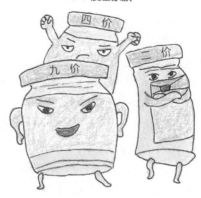

HPV 疫苗真的能预防子宫颈癌吗

HPV 疫苗不仅从理论上可以预防 HPV 感染及相关的疾病，尤其是子宫颈癌和癌前病变，接种后世界范围内的数据也支持这个结论。到目前为止，已有 130 多个国家和地区引进了 HPV 疫苗，其中截至 2017 年 3 月 31 日已有 71 个国家和地区将 HPV 疫苗纳入政府计划免疫。从目前接种 2 亿多支 HPV 疫苗的监测数据显示，HPV 疫苗对 9 ～ 45 岁的女性均有预防效果，已经大大降低了子宫颈癌及癌前病变发生，如果女性能在首次性行为之前接种 HPV 疫苗，预防效果更为显著。

此外，据美国接种 HPV16、18、6、11 四价疫苗后统计，青少年女性的 HPV 感染率下降了 56%，生殖器湿疣降低了 80% ~ 90%，2007 ~ 2011 年 15 ~ 24 岁未接种者男性湿疣减少了 70.6%，获得了人群效果。如果 HPV 疫苗接种的覆盖率达到 75% 以上，子宫颈低级别病变会减低 35%，子宫颈高级别病变（也称为子宫颈癌前病变）会减低 46%。在我国进行的一项四价 HPV 疫苗的三期临床试验中，近 3000 名 20 ~ 45 岁女性接种四价疫苗后，HPV16、18、6、11 相关 12 个月的 HPV 持续感染率减少了 91.0%，随访 6.5 年，未发生疫苗相关型别的子宫颈上皮内病变及更严重病变，保护效率达到 100%。因此，可以说 HPV 疫苗确实能预防与其 HPV 疫苗型别相关的子宫颈、阴道和外阴的癌前病变和癌，以及与 HPV6、11 型别相关的下生殖道疣。也有报道对男性 HPV 疫苗型别相关的阴茎、肛门、肛周的癌前病变及癌有保护作用。但也要提醒大家，由于导致子宫颈癌的高危型 HPV 型别很多，即使是九价疫苗也仅预防 90% 的子宫颈癌和癌前病变，而不是 100%。

HPV 疫苗能预防哪些疾病

现在已知的高危型 HPV 感染除了可以引起子宫颈癌前病变和癌外，还与阴道、外阴、肛周、肛门、头颈部，特别是口腔的癌前病变和癌相关。因此，接种了 HPV 疫苗，不仅可以预防子宫颈癌，同时还可以预防其他生殖道相关部位的癌前病变及癌。同时，因 90% 的生殖道疣是由 HPV6 和 HPV11 型引起的，因此，含

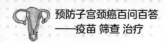
有 HPV6 和 HPV11 型的四价和九价疫苗也同时可以预防生殖道疣。

HPV 疫苗可有效预防子宫颈病变

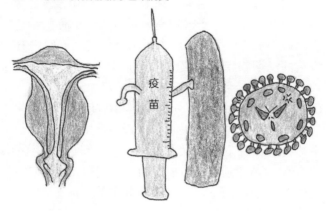

（李静然　魏丽惠）

十、
HPV 疫苗接种
相关问题

66
在我国如何接种 HPV 疫苗

目前我国批准上市的两种 HPV 疫苗均为进口疫苗。我国将 HPV 疫苗定位二类疫苗，即由公民自费并且自愿接种。根据我国临床试验结果，中国食品药品监督管理局（CFDA）批准的二价疫苗接种推荐年龄为 9～25 岁女性；四价疫苗为 20～45 岁女性。

四价人乳头瘤病毒疫苗（酿酒酵母），即四价疫苗，含有 HPV16 和 18 型 LI 蛋白的病毒样颗粒，并含有 HPV6 和 11 两种低危型 L1 蛋白的病毒样颗粒，2006 年获得美国食品和药物管理局（FDA）批准，是全球第一个 HPV 疫苗，2017 年 5 月获得中国国家食品药品监督管理局 CFDA 批准，2017 年 11 月在中国大陆正式上市销售。在我国制定的说明书中写明对中国 20～45 岁女性接种，主要预防疫苗型别相关的子宫颈癌及子宫颈癌前病变。接种时间在初次接种 0 个月、初次接种后 2 个月、初次接种后 6 个月（简称：0、2、6 个月），每次分别接种 1 剂次，共接种 3 剂，详见说明书。

双价人乳头瘤病毒吸附疫苗，即二价疫苗，是抗 HPV16 和 HPV18 型两种高危型 HPV 病毒。2007 年在澳大利亚首次获得批准，2009 年获得美国食品和药物

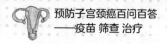
管理局（FDA）批准，2016年5月获得中国国家药品食品监督管理局（CFDA）批准，2017年7月31日在中国正式上市销售。我国制定的说明书中写明对中国9～25岁女性接种，主要预防子宫颈癌及子宫颈癌前病变。接种时间在在初次接种0个月、初次接种后1个月、初次接种后6个月（简称：0、1、6个月），每次分别接种1剂，共接种3剂，详见说明书。

依据境外临床数据及上市后安全监测情况，以及之前四价HPV疫苗获批数据，2018年4月28日，国家药品监督管理局有条件批准用于预防宫颈癌的九价HPV疫苗上市。国产二价疫苗已在进行三期临床试验，有待批准。

什么年龄女性适合接种 HPV 疫苗

青少年女性，特别是未感染HPV年轻女性，HPV疫苗预防效果最好。关于适合接种HPV疫苗的年龄，各个国家或地区，根据本国现状以及本国及全球临床试验结果制定疫苗接种的年龄范围都不一样。全球已上市的四价疫苗的接种年龄，不同国家规定不同，分别为9～45岁、9～26岁和≥9岁；一些国家还将9～26岁男性列入预防接种范围。二价疫苗的接种年龄大多为9～25岁，个别为10～25岁。

根据在我国进行的临床试验结果，中国大陆FDA批准使用HPV疫苗的年龄，二价疫苗是9～25岁女性；四价疫苗接种年龄范围内是20～45岁女性。因此，当在我国相关医疗机构接种HPV疫苗时，应按照我国批准的疫苗使用年龄范围进行接种。

68 接种 HPV 疫苗后预防子宫颈癌的效果如何

HPV 疫苗是从阻断 HPV 感染，继而减少癌前病变（CIN2、3），最终降低子宫颈癌的发病。四价疫苗在我国大陆进行的一项三期临床试验结果显示，在接种疫苗随访 78 个月，无论对 20～26 岁的女性，还是对 26～45 岁从未感染过 HPV 的女性，避免患子宫颈癌前病变（CIN2、3）达到 100% 效果。国外的资料表明，对于从未感染过 HPV 的女性，接种 HPV 以后，可避免患子宫颈癌前病变（CIN2、3）达到 99% 的效果。对于一过性感染的年轻女性，即曾检查 HPV 阳性，后来转为阴性的年轻女性，预防效果也很满意，对 16～26 岁女性达到 100%，对 24～45 岁女性达到 66.9% 的预防效果。

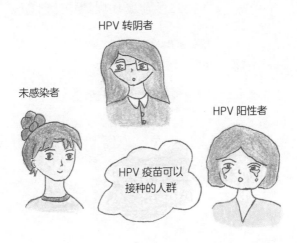

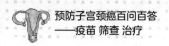

对于检查 HPV 阳性，即正在感染或持续感染 HPV 的女性，也会有不同程度的预防效果。因为你可能只感染了一种 HPV 型别，接种疫苗，对预防其他 HPV 型别感染还会有效。所以，在疫苗规定使用的年龄范围内，HPV 预防性疫苗对其针对的相关型别是有效的。

有性生活后还可以接种吗

约 80% 的女性一生中都有被 HPV 感染的可能。研究发现，年轻女性在初次性生活后，约 50% 在 48 个月被 HPV 感染，80% 可以在 9～15 个月内经自身免疫消灭 HPV 病毒。所以在 25 岁前的性活跃期，很容易被 HPV 感染。已经发生性行为的妇女，接种预防性 HPV 疫苗产生的保护作用可能会有所下降。但临床研究资料表明，即使已有性生活女性，未被 HPV 感染，注射疫苗也有一定的效果。

在美国，女性在 25 岁前被 HPV 感染达到高峰，30

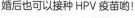

婚后也可以接种 HPV 疫苗哟！

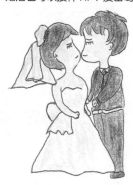

岁以后 HPV 感染率逐渐下降。在中国女性感染 HPV 呈双峰状，即在 17～24 岁 HPV 感染达到第一个高峰，感染率 15.9%；以后逐渐下降，在 40～44 岁感染率达到第二个高峰，为 17.6%。四价疫苗在中国 20～45 岁女性中进行的临床试验，结果与安慰剂组比较，在疫苗组没有女性出现子宫颈高级别病变（CIN2/3 以上），达到 100% 的效果，这可能与中国女性 HPV 感染呈双峰状有关，也说明在我国 HPV 四价疫苗对于已婚的 20～45 岁女性也有较好的预防效果。

多大年龄妇女不用再接种疫苗

有性生活的女性感染 HPV 的机会增加。一些国家对于 HPV 疫苗接种的截止年龄定位为 45 岁，也有些国家只规定疫苗可以用于 ≥ 9 岁女性，没有明确规定注射 HPV 疫苗的上限年龄。在我国二价疫苗规定年龄是 9～25 岁，四价疫苗规定年龄是 20～45 岁，根据我国批准接种疫苗的年龄范围，45 岁后不再接种 HPV 预防性疫苗，应更注意定期接受子宫颈癌筛查，早期发现子宫颈癌前病变和子宫颈癌。

女孩多大就可以接种疫苗

2017 年 WHO 首要推荐为 9～14 岁女性，次要推荐为 ≥ 15 岁女性和男性进行预防性 HPV 疫苗的免疫接

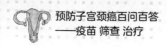

种。由于性行为是 HPV 感染的重要危险因素，在未发
生性生活的女性中接种预防性 HPV 疫苗将产生最佳预
防效果。考虑到我国的文化传统和具体国情，如果实施
国家免疫计划，我国专家建议 13 ~ 15 岁女孩作为预防
性 HPV 疫苗免疫接种的首选目标人群。

HPV 疫苗对我国妇女有效吗

因为在我国二价 HPV 疫苗 2016 年获得批准，2017
年 7 月刚进入市场；而四价疫苗 2017 年 7 月获得批准，
2017 年 11 月进入市场，故还缺乏中国女性使用 HPV
疫苗的真实世界数据。根据二价疫苗的说明书以及二价
疫苗临床试验的文献发表，对于 16/18 相关的 12 个月
的子宫颈持续感染的保护效率在 96.9%（ATP）或
92.6%（TVC）；在随访 57 个月后，对子宫颈低级别病
变（CIN1 以上病变）的保护率达 93.2%，对子宫颈高
级别病变（CIN2 以上病变）的保护率为 87.3%。四价
HPV 疫苗对 12 个月持续感染的保护效力在随访 30 个
月时为 94.3%。所以，无论是应用二价疫苗，还是四价
疫苗对中国女性预防 HPV 感染和预防子宫颈病变均
有效。

二价和四价疫苗哪个好

在全球子宫颈癌发病人群中，70% 以上 HPV16、18

阳性，中国子宫颈癌流行病学显示，在子宫颈癌中，HPV16/18 阳性占 80% 以上。二价疫苗主要针对 HPV16、18，四价疫苗也含有 HPV16、18，这两种疫苗都可以预防以 HPV16、18 感染引起的子宫颈癌，也对其他型别 HPV 感染导致的子宫颈癌有一定的预防作用，这是两种疫苗的共同点。两种疫苗的不同点是：四价疫苗还有可能预防 HPV6、11 型感染，90% 的生殖道尖锐湿疣是由这两种 HPV 亚型引起的。目前全球已有 3.1 亿人次接种 HPV 疫苗，上市 10 多年来的数据表明，无论是四价疫苗还是二价疫苗的接种效果都很不错。

接种 HPV 疫苗前需要检查子宫颈 HPV 吗

接种 HPV 疫苗前不需要检查子宫颈 HPV。研究资料表明，HPV 疫苗并不是只对从未感染过 HPV 女性有效，即使该女性曾被检查出 HPV 阳性，接种时 HPV 阴性也是有效的在四价疫苗国外临床试验的亚组分析中显示，对于 16 ~ 26 岁女性，可达到 100% 的预防效果；对于 24 ~ 45 岁女性也有 66% 的效果。另外，即使感染其中一种 HPV 型别，接种疫苗后，对预防其他未感染的 HPV 型别还是会有预防效果的。所以 WHO 提出女性无论是否感染 HPV，都有可能从接种疫苗中获益，因此，没有必要在接种疫苗前检测 HPV 型别。

在此要强调，如果在常规进行子宫颈癌筛查中发现 HPV 阳性，应按照子宫颈癌筛查要求接受进一步筛查，如再做细胞学检查（TCT）或阴道镜检查。不能因为接

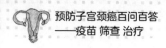

种疫苗，而拒绝或忽略对筛查异常后的进一步检查。

接种 HPV 疫苗后还需要接受筛查吗

接种 HPV 疫苗后还需要定期接受筛查。原因：①因为子宫颈癌的发生，主要与高危型 HPV 感染相关。目前上市的二价疫苗和四价疫苗均包含可以导致子宫颈癌的两个主要高危型别 HPV16 和 18 型，四价还包括了两个 HPV 低危型别——HPV6 型和 11 型。含有 HPV16、18 亚型的二价和四价疫苗可以预防 70% 左右子宫颈癌。另外的研究也提示，二价和四价 HPV 疫苗均可对非疫苗型别高危 HPV31、33、45 型有交叉保护作用，而 HPV31、33、45 型这 3 种亚型与 13% 的子宫颈癌相关。在国外已上市的九价疫苗，也只包含了主要导致子宫颈癌发生的 7 个 HPV 高危亚型（16、18、31、33、45、52、58）和 2 个低危亚型（6、11 型），可以预防约 90% 的子宫颈癌。因为目前在全球范围内已上市的 HPV 疫苗没有一种能覆盖全部致癌型 HPV 亚型，所以 HPV 疫苗不能完全预防全部子宫颈癌的发生。②即使接种疫苗前 HPV 阴性，也不代表没有 HPV 感染，有可能存在 HPV 隐匿型感染，用当前常用的 HPV 检测方法查不出来。③还有极少数子宫颈癌与 HPV 感染无关，特别是约有 20% 以上子宫颈腺癌 HPV 检测为阴性，可能与 HPV 感染无关。所以定期筛查还是非常重要的。

WHO 以及美国和欧洲都提出，25 ~ 64 岁有性生活的女性即使接种过预防性 HPV 疫苗，仍需要定期接受子宫颈癌筛查。英国研究资料表明女性一生中应该接受筛查 7～12 次左右。如果在未感染 HPV 前接种疫苗的女性，一生只需要筛查 3 次，分别在 30、40 和 55 岁各进行一次宫颈癌筛查。

HPV 疫苗需要接种几剂

为接种疫苗能得到最好免疫效果，按照规定，应该接种三剂。已上市的二价疫苗三剂注射时间是在 0 个月、1 个月、6 个月，每次分别接种 1 剂次，共接种 3 剂。四价疫苗三剂注射时间是在 0 个月、2 个月、6 个月，每次分别接种 1 剂次，共接种 3 剂。近年来的研究表明，15 岁以内的女孩在 0 个月、6～12 个月内注射 2 剂，为完全接种，可以取得同注射三剂同样的效果。15 岁以上应注射三剂为完全接种。另外，国外最新临床数

国外有研究：
15 岁以下可以接种 2 剂
15 岁以上（含 15 岁）接种 3 剂

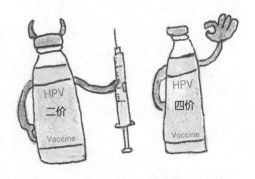

据表明无论注射 1 剂、2 剂，尽管效果不如接种三剂效果好，但也可以取得一定的免疫效果。目前中国大陆上市的 HPV 疫苗接种剂次仍按照二价及四价 HPV 疫苗接种说明进行三剂注射。

在哪里可以接种 HPV 疫苗

HPV 预防性疫苗属于二类疫苗，尚未纳入国家计划免疫，属于自愿自费接种。HPV 疫苗是由中国疾病预防控制中心（CDC）和各地的 CDC 管理，并在已取得疫苗注射资质的医疗机构注射。具体注射地点和管理办法需要按照当地卫生行政部门规定办法执行。具体接种地点，可向当地卫生行政部门和医疗机构咨询。

男性或男性少年是否可以接种 HPV 疫苗

因 HPV 感染可以通过性接触传染，不少国家对于男性及男性少年接种 HPV 疫苗也做了相应规定。美国、欧盟和澳大利亚均批准 HPV 四价疫苗可以用于男孩和成年男性，适用于 9 ~ 26 岁男孩和男性，以预防 HPV6、11、16、18 型别引起的下列疾病：HPV16 和 18 引起的肛门和肛周的癌前病变和癌，HPV6 和 11 引起的生殖器疣（尖锐湿疣）。而且在接种 HPV 疫苗的男性人群中已看到男性应用疫苗后，与疫苗相关型别

HPV感染造成的疾病减少。

由于我国大陆并未做关于男性接种疫苗的有效性，故目前在我国HPV疫苗的说明书规定HPV疫苗仅限于应用于女性，男性不能接种。

HPV疫苗安全吗

全球应用HPV四价疫苗自从2006年6月上市以来，截止至2017年9月已接种超过2.35亿剂次，并已在134个国家获得批准使用。二价疫苗自从2007年上市以来，已在144个国家获得批准使用。九价疫苗2014年上市以来，也已在30多个国家，包括美国和欧盟获得批准。在HPV临床试验和上市后监测大量的数据显示，HPV疫苗是安全的。

HPV疫苗不具有传染性。HPV疫苗是一种重组疫苗，由纯化L1蛋白自动组装成为HPV基因特异性空壳或类病毒颗粒，没有生物活性和病毒DNA，故不具有传染性。

HPV疫苗与大多数疫苗相同，接种后无论在接种部位局部，或全身都可能有不同程度的轻度和中度反应。接种疫苗注射部位的局部反应主要有疼痛、肿胀、红斑、瘙痒；全身反应最常见的有头痛、发热，其次为恶心、疲劳，关节疼，有荨麻疹和皮疹。无论是局部反应还是全身反应，大多数在短期内消失。与安慰剂组对照，无区别。但是不排除个别人存在过敏反应或其他不适。为确保安全，在接种疫苗后，接种者应在接种的医疗单位（医院、保健院等）接受医护人员的观察30分

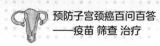

钟，无不良反应后，方可离开。

综上所述，HPV 疫苗与其他疫苗一样，是安全的，接种的利大于弊。

不良反应大多数在短期内消失

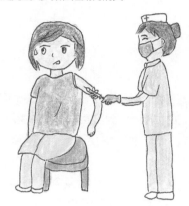

来月经了可以打疫苗吗

已在我国批准使用的二价疫苗和四价疫苗，在说明书均未提出月经期不能接种疫苗。尽管如此，因为接种疫苗后，无论在注射部位局部或全身均会有轻或中度不良反应，个别可能还会出现较严重不良反应。局部的不良反应主要是注射部位的红、肿、热、痛，一般 5 天内消失；全身的不良反应主要有发热、疲劳、疼痛等。另一方面，绝大多数女性在月经期均会有不同程度的不适感，如下腹不适、疲倦、嗜睡、倦怠，一般 2 周内消失。因此，在月经期接种疫苗引起的不适，难以分清是月经期反应，还是疫苗接种后的反应。为了避免接种者把由月经引起不适而怀疑为接种疫苗的不良反应，专家们建议月经期不接种疫苗。当然，如果接种了疫苗后马上来月经，也大可不必紧张，大多数情况下，不会因此造成不良反应。

HPV疫苗可以与其他疫苗同时接种吗

2017WHO立场文献中提到：根据疫苗厂商提供的资料，疫苗可以与其它含有白喉（d）、破伤风（T）和无细胞百日咳成分以及含或不含灭活脊髓灰质炎疫苗（即IPV、dTpa、dTpa-IPV）的常规疫苗同时接种，其抗体应答不会对任一疫苗的任何成分构成具有临床意义的干扰。二价HPV疫苗可同时与甲型肝炎（灭活）与乙型肝炎联合疫苗同时接种，二价和四价HPV疫苗可与乙型肝炎疫苗同时接种。目前尚无九价HPV疫苗与乙型肝炎疫苗同时接种的产品信息。如果HPV疫苗与另一以注射方式接种的疫苗同时接种，则应选择不同的接种部位。

另一项系统综述认为HPV疫苗与其它疫苗（包括脑膜炎球菌结合疫苗）同时接种时，其诱导的免疫应答不会减弱，同时接种组的总体不良反应（包括局部和全身不良事件）也无显著增加。WHO全球疫苗安全咨询委员会提出HPV疫苗也可与其他疫苗（如脑膜炎疫苗和百日咳）同时应用。迄今尚无文献提及有关HPV疫苗与其它疫苗（包括流感、麻疹、腮腺炎和风疹疫苗）

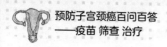
同时接种的研究。

在我国大陆的 HPV 疫苗说明书中规定：由于国内尚未进行本品与其他疫苗联合接种的临床试验，目前暂不推荐本品与其它疫苗同时接种。

（李明珠　魏丽惠）

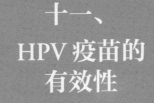

82 接种 HPV 疫苗后的有效期多长

自 2006 年 HPV 疫苗上市以来，至今发表的观察到 8～10 年的数据，证实 HPV 疫苗在 8～10 年内是有效的，并在继续观察 HPV 疫苗有效性。来自丹麦最新的报道，观察到 12 年 HPV 疫苗仍然有效，现在仍在继续观察 HPV 疫苗有效性。

HPV 疫苗接种后可以诱导机体产生特异性的抗体。研究表明，两种疫苗对以 HPV16、18 相关的 CIN2 和 CIN3 的预防差别不大，显示两者的抗体反应良好，且在 9 年后抗体滴度仍维持在稳定的水平。中国大陆对二价及四价 HPV 疫苗上市前免疫原性数据，也显示了血清中抗体滴度达到有效的免疫原性。

长期随访的研究证实了四价疫苗 10 年的保护效果，并呈现 12 年的保护趋势。北欧已将 HPV 疫苗纳入国家免疫计划，在对 16～26 岁的青少年女性进行了长达 8～10 年的随访研究，以及丹麦的最新报告在青少年女性中进行 12 年随访观察中发现，既往未感染过 HPV 型别的人群在接种四价疫苗后没有发现 HPV16/18 相关的 CIN2 或更严重的病变。哥伦比亚对于 26～45 岁女性长达 10 年的随访研究发现，仅在 4 年基础研究

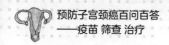

阶段出现一例 CIN2、3 的病人，之后没有再发现与 HPV16/18 相关的 CIN2 或更严重的病变。所以已上市的疫苗对从未感染过疫苗型别 HPV 的女性有 10 ~ 12 年的保护效果。

最终注射 HPV 疫苗后免疫保护能维持多少年，目前尚不完全清楚。原因是 HPV 疫苗在全球的使用至今仅有 12 年，疫苗的保护效果还有待观察。采用数学统计模型预测疫苗的保护作用长达 50 年，对于最终 HPV 疫苗接种后可以保护多少年，有待于继续观察总结，由时间得出更有意义的结论。

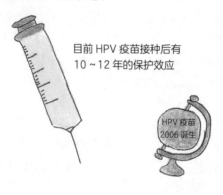

目前 HPV 疫苗接种后有 10 ~ 12 年的保护效应

HPV 疫苗 2006 诞生

83 接种 HPV 疫苗后就可以不得子宫颈癌吗

接种 HPV 疫苗后不能说完全不得子宫颈癌。因为 HPV 疫苗不包括抗全部可以导致子宫颈癌的高危型 HPV。

目前在我国上市的二价疫苗和四价疫苗，都含有主要针对可以引起子宫颈癌的两个高危型别 HPV，即 HPV16 型和 18 型。在全球，约 70% 的子宫颈癌均由这两个型别引起，还有约 30% 的子宫颈癌是由其他型别 HPV 感染引起。四价疫苗还含有引起湿疣的主要两个低危亚型 HPV6 型和 11 型。除二价和四价疫苗外，还有在国外已上市的九价疫苗。九价疫苗除了含有 6、11、16、18 型外，还含有其他 5 种可以预防子宫颈癌的 HPV 高危亚型，即 31、33、45、52、58 型。九价疫苗可以预防 91% 左右的子宫颈癌。所以，如果接种了二价或四价疫苗，还有 30% 的子宫颈癌可能由其他型别 HPV 引起；即使接种九价疫苗，也还有约近 10% 的子宫颈癌由其他 HPV 高危型别引起。另外研究表明，有 6%～10% 的子宫颈鳞癌和 20% 以上的子宫颈腺癌检测 HPV 为阴性，可能与 HPV 感染无关。所以不能说接种了 HPV 疫苗就不会得子宫颈癌了。

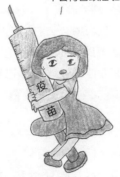

接种 HPV 疫苗是不是就不会得宫颈癌啦?

84 HPV 阳性的女性接种疫苗有效吗

HPV 阳性的女性接种疫苗也可以有效。

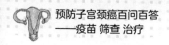
我国四价疫苗的三期临床试验结果显示在接种疫苗随访 78 个月，无论对 20～26 岁的女性，还是对 26～45 岁从未感染过 HPV 的女性，避免患子宫颈癌前病变（CIN2、3）达到 100% 效果。国外的资料表明，对于从未感染过 HPV 的女性，接种 HPV 以后，可避免患子宫颈癌前病变（CIN2、3）能达到 98% 的效果。对于一过性感染的年轻女性，即曾检查 HPV 阳性，后来转为阴性的年轻女性，预防效果也很满意，对 16～26 岁女性可达到 100%，对 24～45 岁女性达到 66.9% 的预防效果。对于检查 HPV 阳性，即正在感染或持续感染 HPV 的女性，也会有不同程度的预防效果。因为疫苗是多价的，即使感染了一种亚型，疫苗还可以预防其他疫苗型别的 HPV 感染。

WHO2017 年立场文件提出"不推荐在接种疫苗前进行 HPV 或 HIV 检测，因为 HPV 感染或既往有 HPV 感染者也可从中受益"。2017 年美国妇产科医师协会（ACOG）也提出"不建议在接种疫苗前进行 HPV DNA 检测。但仍建议已开展 HPV DNA 检测且结果为阳性的病人接种 HPV 疫苗，同时仍建议曾有巴氏涂片结果异常或生殖器疣病史的病人接种 HPV 疫苗"。

曾有过 HPV 阳性，转阴后接种疫苗有效吗

曾经有过 HPV 检测阳性结果，但一段时间后转阴，转阴后接种疫苗同样有效。我们将这种曾有过 HPV 阳性，后来自然转为阴性，称之为一过性 HPV 感染。由于

HPV易感染性活跃期女性，特别是年轻女性更容易被感染。但80%的年轻女性在8~15个月，通过自身免疫可已将HPV清除。对于30岁以上女性，也可以通过自身免疫部分清除HPV，检测HPV时为阴性。

在一项国外的临床试验中，对一过性HPV感染的女性受试者群体进行亚组分析，结果显示，接种疫苗后，针对包括HPV16、18型在内的子宫颈上皮内瘤样病变等HPV相关病变，HPV疫苗的保护效力在16~26岁女性可达到100%效果，在24~45岁的女性可达到66.9%的效果。另外，因为HPV疫苗含有抗多个HPV型别，如果在HPV阳性者中单一HPV型别阳性，那么对其他未感染的HPV型别还会有预防效果。例如HPV16阳性，那么对HPV18还有预防效果。

因此，无论有无HPV感染史的女性，HPV疫苗的接种都可以获益。

86 子宫颈癌前病变治疗后还可以接种疫苗吗

在CIN2、3治疗后，接种HPV疫苗也有一定效果。CIN2、3的病人虽然可以治愈，但与正常女性相比，仍存在发生CIN2、3的危险性，甚至存在会得子宫颈癌的风险，所以临床规定，在CIN2、3手术治疗后，还需要随访和观察30年。对这些经手术治疗的CIN2、3病人，应用疫苗是否会有保护作用。韩国和日本对此进行了研究，对子宫颈癌前病变（CIN2、3）在接受治疗后，观察四价HPV疫苗对"新发"子宫颈病

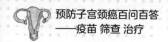

变及外生殖器病变的影响。将治疗后接种疫苗与经治疗而未接种疫苗病人进行对照，平均随访约 2 年。复查结果发现，CIN1 以上病变发病下降 47%，CIN2 以上病变发病下降 65%。与 HPV 6、11、16、18 型相关的 CIN1 以上病变的发病下降 74%；与 HPV6、11、16、18 型四种 HPV 亚型相关的癌前病变（CIN2 以上）的发病下降 61%。这些研究显示，由 6、11、16、18 型 HPV 引起的子宫颈癌前病变和其他生殖道癌前病变（外阴癌前病变、阴道癌前病变）治愈后，进行 HPV 疫苗接种可以减少这些部位癌前病变的复发率。尤其对于那些没有感染过 HPV6、11、16、18 型病毒的女性，接种疫苗还是有预防效果的。但因仅是对少量病例进行的观察报道，其有效性还需要再扩大病例数观察。

子宫颈癌治疗后还可以接种疫苗吗

目前尚没有见到这方面研究的文献报道。对于早期子宫颈癌（ⅠA 期）治疗后接种疫苗可能会有效果，但是对于已有淋巴转移或中晚期癌，应该没有明显效果。其结果还有待于今后的临床进一步研究才能得出结论。

只接种了 1 ~ 2 剂 HPV 疫苗有效吗

按照 HPV 疫苗接种要求，完成三剂接种，才完成完全的免疫接种计划。二价疫苗是在 0、1、6 个月分别接种一剂，共三剂，分三次完成；四价疫苗是在0、2、6个月分别接种一剂，共三剂，分三次完成。

如果因种种原因，只接种了一剂或两剂而没有完成免疫接种，是否有效？从免疫学角度来看，接种一剂或两剂，诱导人体自身免疫体系不足，预防效果不如完成三剂完全接种效果好。因此，建议在计划准备接受HPV疫苗接种的女性应做好准备，尽可能按照计划按时完成接种。如果因自身出现严重不良反应，如过敏等，只好停止再接种，则不能完成完全的疫苗接种，只能定期接受子宫颈癌筛查，来进行对子宫颈癌的预防。

美国妇产科医师协会（ACOG）于近期发布了新的关于HPV疫苗接种的指南意见，以取代2015年9月发布的文件。FDA目前批准的疫苗有三种规格，分别为二、四、九价，2017ACOG建议：接种HPV疫苗的目标年龄11-12岁，直到26岁。对于15岁前已行第一针疫苗接种者，那么一共只需要接种2次，即第一针和6～12个月后的第二针，但是如果两针的接种时间间隔不足5个月，那么需要接种第三针；如若15岁以后才接种第一针，则共需接种3针，分别是第一针和距离第一针的1～2个月和第6个月，即0、1～2、6方案。

青春期前的女孩（9～15岁）可以在间隔6～12个月的时间点上接受两剂HPV疫苗接种，从而实现对疫苗相关型别的HPV的保护作用。系列接种可以保护女孩儿避免HPV感染直至她进入常规接种的程序中。世界卫生组织（WHO）从2015年开始推荐二剂接种，但对于15岁或更大年纪的女性，还是推荐三剂接种。

只接种了 1 或 2 剂 HPV 疫苗，还需要补接种吗

只接种了 1 剂或 2 剂，因各种原因，如怀孕或出差，影响了按期接种，那么在其后可以接种时不用重新开始从第 1 剂接种，只要继续完成未接种剂次即可。

另外，加拿大进行了一项关于接种剂次的研究，< 15 岁接种两剂产生的抗体滴度同 15 岁以上三剂。因此，免疫咨询委员会（ACIP）以及美国妇产科医师协会（ACOG）均提出对于 15 岁以下女孩可以接种两剂 HPV 疫苗，分别在 0、6 ~ 12 个月内各接种一剂；对 > 15 岁女孩则需要接种三剂。

已完成二价或四价疫苗接种后还有必要再接种九价疫苗吗

既往已经完成二价或四价的三针注射疗程者不常规推荐接种补充九价疫苗。九价疫苗于 2014 年 12 月经美国 FDA 批准使用。一项纳入 14 000 名 16 ~ 26 岁女性的Ⅲ期临床试验对比了四价和九价疫苗的疗效，结果显示，九价疫苗可以更好地保护女性免于 HPV 6、11、16、18、31、33、45、52、58 相关的 CIN2 以上、外阴上皮内瘤变 2 ~ 3 和阴道上皮内瘤变 2 ~ 3 和湿疣等病变。

无论是二价疫苗还是四价疫苗均有抗 HPV16、18 亚型作用，可预防 70% 以上的子宫颈癌发生，九价疫

苗可以预防 91% 的子宫颈癌。ACIP 对于已经完成二价和四价 HPV 疫苗接种后，不常规推荐再进行九价疫苗的接种。过去 10 年中，已经证明四价疫苗在广泛疫苗覆盖的地区能够降低 HPV16、18 感染。目前在美国九价疫苗已经取代了四价疫苗。不过九价疫苗和四价疫苗一样，针对 HPV18 和 HPV45 的抗体滴度下降得很快。

已完成二价或四价疫苗注射者
不常规推荐补充九价疫苗

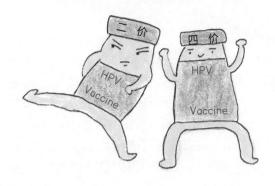

（赵　超　魏丽惠）

十二、
特殊人群是否
可以接种疫苗

91

哪些人不能接种 HPV 疫苗

HPV 疫苗是重组疫苗，由纯化病毒衣壳蛋白（L1）装配而成的病毒样颗粒，不含病毒 DNA，因此，不具有传染性，临床试验也证实其长期安全性。但疫苗除了病毒衣壳蛋白抗原以外还有其他的辅助成分，可能会发生过敏反应。因此，有一部分人不宜接种 HPV 疫苗：①对疫苗的活性成分或任何辅料成分有反应的人群不宜接种，注射 HPV 疫苗后有超敏反应症状者，不应再次接种，②有血小板减少症或其他可成为肌内注射禁忌证的凝血障碍者不宜接种。③虽然没有明确证据证明孕期接种 HPV 疫苗对孕妇或胎儿有影响，但是 WHO 明确提出妇女在怀孕期间应避免接种。④如果身体不适，发热、感冒，或有急性病时，应在疾病治愈后再接种。患有轻微急性疾病的人可以接种疫苗，但如果病情恶化，转为中、重度疾病者需推迟至疾病好转再接种。⑤月经期，因大多女性有不同程度的经期不适，建议月经后再接种。⑥接种当日发热不宜接种疫苗。

接种 HPV 疫苗后多长时间可以怀孕

HPV 疫苗完全接种需要打三剂，一般在 6 个月内完成，2014ACIP 建议在完成最后一针 HPV 疫苗接种至少 2 个月以上怀孕，我国尚无这方面的资料，中国专家推荐 HPV 疫苗三剂接种后 3 个月怀孕。

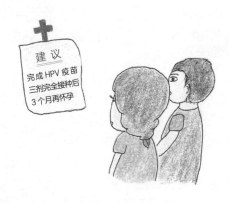

孕妇可以接种预防性 HPV 疫苗吗

妇女在怀孕期间应避免接种 HPV 疫苗。

目前问题是有些孕妇有可能在接种时不知道自己已怀孕。因此，对接种的疫苗一定会有顾虑和担心，最关心的是接种疫苗是否会对胎儿造成不良影响，怀孕是否会影响疫苗接种的效果。如果出现了这样的情况，也不必过于紧张。HPV 疫苗是一种重组疫苗，由纯化 L1 蛋白结构后组装成为 HPV 基因特异性空壳或类病毒颗

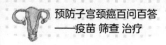

粒，没有生物活性和病毒 DNA，故不具有传染性。美国食品和药物管理局（FDA）将 HPV 疫苗归为 B 级药（美国 FDA 根据药物对胎儿的致畸情况将药物对胎儿的危害性等级分为 A、B、C、D、X 5 个级别，B 级指经动物实验研究，未见对胎儿有危害。但无临床对照实验，未得到有害证据。可以在医师观察下使用）。目前尚未进行研究评估二价或四价 HPV 疫苗对妊娠期妇女的影响。在妊娠妇女中收集到的有限数据（包括妊娠登记资料、流行病学研究和临床试验期间的意外妊娠）尚不足以判断接种本品后是否导致发生不良妊娠（包括自然流产）的风险。动物实验中没有发现接种本品对生殖、妊娠、胚胎 / 胎儿发育、分娩或出生后发育造成直接或间接的不良影响。中国大陆 HPV 疫苗说明书指出：妊娠期间应避免接种本品，若女性已经或准备妊娠，建议推迟或中断接种，妊娠期结束后再进行接种。ACIP2014 及 2015 年对妊娠期疫苗的接种意见提出：HPV 疫苗接种前无需进行早孕检查，如女性开始接种 HPV 疫苗后发现怀孕，剩余的疫苗接种可延迟至产后。如果在妊娠期间接种了疫苗，并不需要进行干预。

接种 HPV 疫苗后
发现怀孕怎么办？

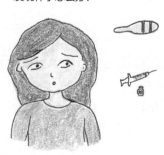

哺乳期妇女是否可以接种预防性 HPV 疫苗

二价 HPV 疫苗的非临床研究中的血清学数据表明，大鼠哺乳期间 HPV-16 和 HPV-18 的抗体可通过乳汁分泌。在临床试验中，尚未观察本品诱导的抗体经母乳分泌情况。由于许多药物可经母乳分泌，因此，哺乳期妇女接种本品时应谨慎。

四价 HPV 疫苗在临床试验中，尚未观察本品诱导的抗体经母乳分泌情况。由于许多药物可经母乳分泌，因此，哺乳期妇女应慎用。

有免疫性疾病病人可以接种 HPV 疫苗吗

人类免疫缺陷病毒（HIV）感染的病人不是接种 HPV 疫苗的禁忌证，通常 HIV 阳性者往往 HPV 感染风险高于 HIV 阴性人群，因此，HIV 阳性者也可以从 HPV 疫苗接种中获益。WHO 目前也提出，没有必要在 HPV 疫苗接种前检测 HIV。但有可能因为免疫应答功能低下导致接种效果不佳。目前免疫接种咨询委员会（ACIP）建议特殊人群接种 HPV 疫苗，包括与同性有性关系的男子、因器官移植而免疫功能低下的人、吸毒或感染人类免疫缺陷病毒（艾滋病病毒）和有性侵犯史的儿童。

（王新宇　谢　幸）

十三、
子宫颈癌的
筛查

96

子宫颈癌的三级预防是什么

子宫颈癌是女性最常见的生殖道恶性肿瘤，中晚期子宫颈癌治愈率低，严重威胁患病妇女生命。子宫颈癌有明确的主要致病因素，是由高危型人乳头瘤病毒（HR-HPV）持续感染所致，因此，子宫颈癌是一种可以通过预防感染、筛查、治疗而预防癌症的恶性肿瘤。

我们将子宫颈癌的预防、筛查、治疗称为子宫颈癌的三级预防。子宫颈癌的预防分为三级：一级预防是指对病因学的预防。采用有效措施，减少或消除各种致癌因素对人体产生的致癌作用。二级预防是指利用筛查和早期诊断的方法，发现癌前病变病人或早期恶性肿瘤病人，及时干预、早期治疗，取得良好疗效。三级预防是指在治疗恶性肿瘤时，设法预防复发和转移，防止并发症和后遗症。

什么是子宫颈癌的一级预防

就是病因预防，通过一级预防排除可以导致子宫颈癌的发病高危因素，从根本上阻断、防止子宫颈癌的发生。现在已经知道高危型 HPV 感染是引起子宫颈癌发病的主要因素。除了 HPV 感染，子宫颈癌发病的高危因素还包括：性因素，如初次性生活早、性伴侣多、性卫生不良、性病史；早婚早育，多产多孕。其他因素也与子宫颈癌发病相关，如吸烟（主动 / 被动），丈夫包皮过长、包茎或患阴茎癌，人类免疫缺陷病毒（HIV）感染，单纯疱疹病毒（HSV-2）感染，免疫功能低下等，都是可以引起子宫颈癌的诱因。针对导致子宫颈癌的一级预防包括以下内容：① HPV 疫苗的使用。接种 HPV 疫苗，预防 HPV 感染，特别是对于从未感染过 HPV 的青少年女性，能使接种疫苗的女性免于 HPV 感染，从而避免罹患子宫颈癌前病变和子宫颈癌，也是一级预防最主要的内容。但 HPV 疫苗的使用不能取代二级预防。②群众性科普宣教，普及对 HPV 及子宫颈病变的基本认识，既要避免"谈毒色变"所致的不必要的恐慌，又要重视致病的高危因素排查。③加强青少年性

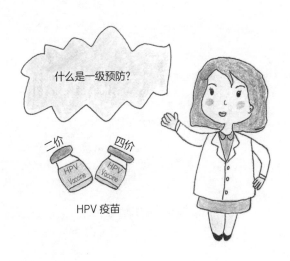

HPV 疫苗

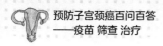

卫生咨询与健康教育，排除性生活紊乱因素导致的促癌因素。④重视对青年男女婚前健康检查与指导。⑤培养良好生活习惯，均衡膳食。⑥倡导加强身体锻炼，增强体质，加强机体的免疫力。

什么是子宫颈癌的二级预防

子宫颈癌的二级预防就是对适龄妇女进行子宫颈癌筛查，特别是对无症状、有患子宫颈癌风险的妇女进行筛查，并对筛查出的子宫颈癌前病变进行筛查和处理。

现在已知从 HPV 感染到发生子宫颈癌前病变，再进展到子宫颈癌需要 5～10 年甚至更长的时间。尽管目前尚缺乏有效治疗 HPV 感染的方法，但在此期间女性只要坚持定期接受子宫颈癌筛查，就可以在发生癌前病变时及时进行治疗，阻断病情向子宫颈癌的发展；即

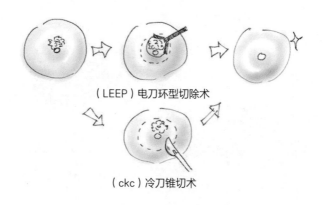

（LEEP）电刀环型切除术

（ckc）冷刀锥切术

使经过筛查发现早期子宫颈癌，也可以治愈早期子宫颈癌，而不会威胁到生命。筛查内容包括：①推荐25岁以上的妇女或者有性生活3年以上的妇女开始定期体检与子宫颈癌筛查，可以通过细胞学及HPV检测、阴道镜检查、组织病理活检的"三阶段筛查"，做到早发现、早诊断子宫颈癌前病变；②积极治疗子宫颈癌前病变，根据不同级别采用不同的治疗方法，可以使用激光、冷冻、LEEP、冷刀锥切等物理和传统治疗措施，以阻断子宫颈癌的发生。

什么是子宫颈癌的三级预防

子宫颈癌的三级预防就是治疗已明确诊断的子宫颈癌。对确诊的子宫颈癌应尽早进行治疗。按照常规，根据不同期别采取手术、放疗、化疗等手段进行个体化治疗，对于早期子宫颈癌，只要发现及时、积极治疗，可以达到近100%的5年生存率。对于中晚期子宫颈癌遵照指南，合理运用综合治疗措施，也可以提高治愈率，减少治疗并发症，提高生活质量。

子宫颈癌筛查的意义

子宫颈癌筛查的意义在于早期发现子宫颈癌前病变和早期子宫颈癌，可以给予及时的治疗，达到治愈的标准。

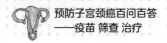

子宫颈癌是全球女性第二大最常见的恶性肿瘤，全球每年新发病例近 60 万，死亡约 30 万。中国每年新增病例约 13.5 万，虽然经过子宫颈癌防治，在 2015 年仍有约 3 万人因子宫颈癌死亡。在我国子宫颈癌是威胁女性健康严重的疾病，是我国沉重的疾病负担。发达国家的经验表明，通过规范的子宫颈癌筛查，可以大大降低子宫颈癌的发病率。

现在已经知道，HPV 感染是子宫颈癌发生的主要原因，从 HPV 感染发展到子宫颈癌病变，再进展到子宫颈癌需要经过 5～10 年甚至更长的时间。在这漫长的时间，通过子宫颈癌筛查，可以早期发现病变，及时治疗癌前病变，可以阻断由癌前病变向子宫颈癌的进展。即使得了子宫颈癌。也可以通过筛查早期发现和治疗，仍然可以治愈。

另外，通过筛查，可以发现易得子宫颈癌的高危人群，对这些高危人群加强追踪随访，也可以及时发现癌前病变，及时给予治疗。

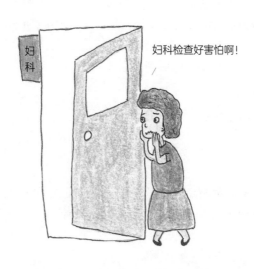

在 HPV 疫苗应用后，由于该疫苗仅对 HPV16 和 18 有预防作用，可以预防 70% 的子宫颈癌；即使九价疫苗，也只能预防 91% 的子宫颈癌，没有包括全部可以引起子宫颈癌的高危 HPV 型别，所以接种疫苗后，仍需定期接受子宫颈癌筛查。

女性间隔多长时间做一次子宫颈癌筛查

虽然通过子宫颈癌筛查，可以早期发现病变，及时治疗，能够显著降低子宫颈癌的发病率，但是不需要频繁地进行筛查。因为大部分子宫颈癌进展非常缓慢，癌前病变时间长达 5 年以上，甚至更长的时间。另外，频繁的筛查会导致过度医疗和医疗费用的大幅度增加，还可能引起病人不必要的焦虑和恐慌。

中华预防医学会妇女保健分会制定的《子宫颈癌综合防控指南》建议： < 25 岁不筛查；25 ~ 64 岁采用细胞学筛查者，若结果阴性者每 3 年重复筛查；30 ~ 64 岁女性，若行 HPV 检测阴性者，每 3 ~ 5 年重复筛查；30 ~ 64 岁女性，若行 HPV 和细胞学联合检测均阴性者，每 5 年重复筛查；≥ 65 岁者，若过去 10 年筛查结果阴性，无 CIN 病史者，可以终止筛查。

有下列高危因素的女性，可能需要缩短筛查间隔时间。如免疫缺陷病毒（HIV）感染女性、免疫缺陷女性（例如接受实体器官移植者）、子宫已烯雌酚暴露女性和既往因子宫颈高度病变和（或）癌治疗过的女性。

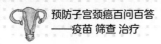

多大年龄女性开始做子宫颈癌筛查

尽管国家规定的组织筛查的年龄 > 25 岁，但如果女性在 21 岁后有性生活，可以开始做子宫颈癌筛查。无论初次性生活的年龄或是否存在其他相关的高危因素，21 岁以下女性都不建议进行子宫颈癌筛查。其理由是，21 岁以下的年轻女性罹患子宫颈癌非常少见，筛查可能造成不必要的阴道检查或治疗以及不必要的心理负担。并且这个年龄段的人抵抗力好，身体各项功能也处于高峰期，绝大部分 HPV 感染是一过性的，可以通过自身免疫消灭 HPV 病毒。需要注意的是对于未在规定年龄开始筛查的年轻女性，如果有临床症状，需要及时到医院就诊。

绝经后女性还需要做子宫颈癌筛查吗

对于绝经后的女性，如果 HPV 和细胞学联合检测均阴性者，每 5 年重复筛查；如果单独行细胞学检查，每 3 年一次也是可行的，不必每年筛查。对于既往筛查充分，结果阴性，且没有子宫颈高级别病变的病人，65 岁以后可以不再进行子宫颈癌筛查。既往筛查结果充分，阴性被定义为，在过去 10 年间，连续 3 次细胞学阴性，或 2 次细胞学与 HPV 联合筛查阴性，没有 CIN 病史，可以不再进行子宫颈癌筛查。

最近的一次检查在 5 年之内。有子宫颈高度病变和腺上皮内瘤病变病史的女性，应该在子宫颈高度病变和腺上皮内瘤病变自然消退，或治疗后持续筛查 20 年，即使超过了 65 岁，也需要继续定期筛查。因为这些女性患子宫颈癌的危险性仍然存在。

子宫颈癌筛查的方法有哪些

目前推荐的子宫颈癌筛查方法包括细胞学、HPV 检测，在缺乏医疗资源地区，也可以用肉眼筛查的方法。

细胞学检查： 在妇科检查时，由子宫颈表面取子宫颈脱落细胞，制片后在显微镜下检查，结果异常，表明可能存在子宫颈癌前病变，需要进一步检查。

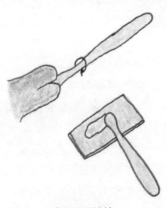

宫颈巴氏涂片

子宫颈 HPV 检测： 在妇科检查时，由子宫颈表面取子宫颈脱落细胞，然后应用分子生物学的方法，对高危型 HPV 进行检测，如果阳性，或 HPV16、18 阳性，需要进一步检查，确定是否存在癌前病变。

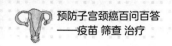

另外，对子宫颈表面取材，可以同时做细胞学检查和高危型 HPV 检测。这是当前推荐最有效的筛查方法，但是由于价格贵，在一般群众筛查中，不宜采用。

在经济欠发达和医疗资源落后的地区，可以采用肉眼观察，方法成本低，但容易漏诊，但仍可作为子宫颈癌筛查的一种手段。

在我国各地开展子宫颈癌筛查中，多根据各个地区卫生资源差异和经济状况，选择不同的筛查方法。

何谓子宫颈癌的三阶梯筛查

为了规范筛查、诊治、管理子宫颈癌前期病变，做好早诊早治，阻断子宫颈癌的发生，子宫颈癌筛查制定了"三阶梯筛查"标准诊疗程序，包括子宫颈细胞学和 HPV 检测、阴道镜和组织病理学。

第一阶梯： 细胞学和 HPV 检测就是进行子宫颈细胞学和 HPV 检测。通过在子宫颈表面取子宫颈脱落细胞，进行细胞学和 HPV 检测。是发现子宫颈癌前病变的重要方法，是三阶梯中的初级筛查技术。子宫颈特殊的位置，便于医生在做妇科检查时可以方便地取到子宫颈脱落细胞，在玻璃片上制片后通过显微镜观察细胞形态，作出是否存在细胞异常的判断。另外，子宫颈表面所取得脱落细胞，通过分子生物学方法检测高危型 HPV 是否有阳性。细胞学和 HPV 只是初步检查子宫颈有无异常，都不能对子宫颈病变作出诊断。所以仅凭细胞学检查结果和 HPV 检测结果，不能得出在子宫颈病变的最后诊断并决定治疗。

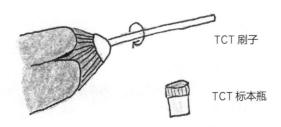

TCT 刷子

TCT 标本瓶

　　第二阶梯：阴道镜检查。对第一阶梯发现的无论是细胞学异常或高危型 HPV 阳性，均需要通过阴道镜进一步检查。阴道镜是一个观察子宫颈的放大镜设备，就像是医生的"火眼金睛"，可以清楚地观察到子宫颈表面的异常变化，并在阴道镜指引下，在子宫颈异常部位取活体组织，准备送病理学检查。

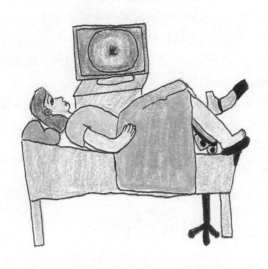

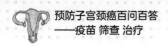

第三阶梯：组织病理学检查。临床医生在第二阶梯中阴道镜下取到的有问题的子宫颈局部组织，送给病理科医生在显微镜下对病理切片作出明确的诊断，也就是对子宫颈病变作出明确的诊断，并根据病理诊断结果，决定采用的治疗方法。

所以在子宫颈癌和癌前病变确诊中，"三阶梯筛查"的诊疗程序缺一不可。

筛查前有哪些注意事项

筛查的质量直接关系到最后的诊断，决定是否能根据诊断做出正确的治疗。为了保证筛查的质量，在筛查前需要注意以下几点：①筛查在非月经期进行，最好是在月经结束 3 ~ 7 天内做，以避免血液、黏液的干扰，保证取到尽量多的子宫颈脱落细胞；②在筛查前两天不要有性生活，以免男性精液导致误诊；③在筛查检查前一天不要冲洗阴道，更不能使用阴道用药，以免影响子宫颈脱落细胞的取材；④取材前先不做妇科内诊，要等取完子宫颈脱落细胞后再做；⑤病人患有妇科炎症，如阴道炎，需要治疗急性炎症后再进行筛查，以免检查结果不准确。

何种状况下不能筛查

子宫颈癌筛查，虽然可以早期发现病变，及时治

疗，但在以下情况不建议进行筛查：①21岁以下女性不建议进行常规的子宫颈癌筛查。但如果发现身体异常，应到医院就诊检查。②对于已行全子宫切除，且既往没有高级别病变（HSIL）的女性，不需要进行常规的细胞学检查和HPV检测，且没有任何理由重新开始。③对于既往筛查充分阴性且没有子宫颈高级别病变的病人，65岁以后应停止各种形式的筛查。所谓既往筛查结果充分阴性被定义为，在过去10年间，连续3次细胞学阴性，或2次联合筛查阴性，最近的一次检查在5年之内均未发现异常，65岁以后可以不再进行常规筛查。

（周　琦　李雨聪）

十四、
细胞学检查和
HPV 检测

什么是子宫颈细胞学

　　子宫颈细胞学是筛查早期子宫颈癌和癌前病变的重要手段。子宫颈上皮由子宫颈阴道部鳞状上皮和子宫颈管柱状上皮组成，两种上皮的交接部称为鳞－柱交接部。原始与生理性子宫颈鳞－柱交接部位是最容易发生子宫颈癌的部位，所以通常医生会用刮板或特制取样刷获取这一部位的脱落细胞，然后通过细胞形态评估子宫颈目前是否存在病变以及可能的病变程度。

　　目前常用的方法有传统巴氏涂片和液基细胞学技

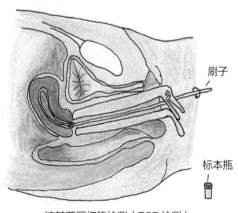

液基薄层细胞检测（TCT 检测）

术。传统巴氏涂片比较经济、快捷，但因获取细胞数目有限、存在杂质干扰等原因，假阴性率达 50%～60%，也就是说漏诊可能性比较高。液基细胞学是 1996 年美国食品和药物管理局（FDA）批准的新技术，作为子宫颈细胞学的"升级版"，它通过特殊处理将子宫颈高度病变的识别率显著提高到 85% 和 90% 左右，而且同一标本还可同时用于 HPV DNA 检测。

109 细胞学检查的意义

子宫颈细胞学检查可以发现子宫颈癌前病变和早期子宫颈癌。子宫颈癌的发生是一个缓慢进展过程，从癌前病变发展为子宫颈癌一般需要 10 年左右。所以早期筛查子宫颈癌前病变并规范治疗，可有效将子宫颈癌"扼杀"在萌芽期。

目前，国内外子宫颈病变筛查普遍遵循"三阶梯"原则，即细胞学初筛和（或）HPV 检测，结果异常者行阴道镜检查并在阴道镜指导下活检，最后通过组织学检查确诊。细胞学检查就是第一个阶梯，它经济、实惠、安全、无创、操作简便，又能在病人出现临床症状之前筛查出子宫颈癌及癌前病变，所以迅速得到认可和推广。但是子宫颈细胞学结果只是筛查结果，不能作为疾病的确定诊断及临床处理的依据。临床最终确诊还需要依靠子宫颈组织活检结果。

通过子宫颈细胞学，我们可以从正常人群中筛出子宫颈癌及癌前病变的高危人群，然后有针对性地进行侵入性诊断检查（如阴道镜和活检）。细胞学是目前最适

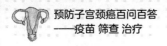

于妇科门诊实施及高危人群普查的子宫颈病变筛查方法。凡有性生活的女性，尤其是高危女性（过早性生活、多性伴侣、接触性出血、子宫颈湿疣等），都应该定期做妇科检查和子宫颈细胞学筛查，以便早发现、早治疗子宫颈早期病变及子宫颈癌。

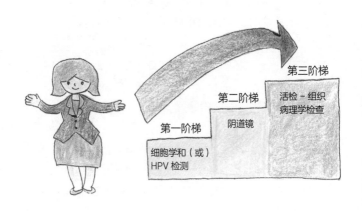

细胞学筛查有哪些异常

目前细胞学检查的报告形式采用 Bethesda 系统（TBS）分类系统。2014 年修订的 TBS 诊断系统中上皮细胞异常的内容如下：

（1）**鳞状上皮细胞异常：**①非典型鳞状上皮细胞（ASC），包括意义不明的非典型鳞状上皮细胞（ASC-US）和非典型鳞状上皮细胞不除外鳞状上皮内高度病变（ASC-H）；②低度鳞状上皮内病变（LSIL），相当于轻度非典型增生（CIN I）；③高度鳞状上皮内病变（HSIL），相当于中度及重度非典型增生（CIN II 和

CIN Ⅲ）。④鳞癌（SCC）。

（2）**腺上皮细胞异常：** ①非典型腺细胞（AGC）和原位腺癌（AIS）。AGC可分为非典型子宫颈管细胞、子宫内膜细胞或腺细胞无其他特殊意义（AGC-NOS）和非典型子宫颈管细胞或腺细胞倾向瘤变（AGC-FN）。②腺癌（ADC）。**TBS细胞学诊断系统（2014）——细胞异常部分见表**1。

表1　TBS细胞学诊断系统（2014）——细胞异常部分

鳞状上皮细胞异常
非典型鳞状细胞（ASC）
不能明确意义（ASC-US）
不能除外上皮内高度病变（ASC-H）
低级别鳞状上皮内病变（LSIL）
高级别鳞状上皮内病变（HSIL）
鳞状细胞癌（SCC）
腺上皮细胞异常
非典型腺细胞无其他特殊意义（AGC-NOS）
子宫颈管
宫内膜
不能确定来源
非典型腺细胞倾向瘤变（AGC-FN）
子宫颈管
不能确定来源

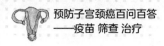
续表

腺上皮细胞异常
颈管原位腺癌（AIS）
腺癌（ADC）
子宫颈管
宫内膜
子宫以外
不能确定来源

细胞学异常怎么办

2017 年 3 月，根据我国子宫颈癌防治现状，中国优生科学协会阴道镜和子宫颈病理学分会（CSCCP）与中华医学会病理学分会、国家卫生计生委病理质控中心专家组多次讨论，对于细胞病理学质控管理及筛查结果异常者的管理达成专家共识——《中国子宫颈癌筛查及异常管理相关问题专家共识（2017）》。（来源：魏丽惠，赵昀，沈丹华，等．中国子宫颈癌筛查及异常管理相关问题专家共识（一）．中国妇产科临床杂志,2017(2):190-192.）

（1）ASC-US：可以进行 HPV 检测，如果 HPV 阴性则推荐 1 年后复查，HPV 阳性则推荐采用阴道镜检查。细胞学 ASC-US 但没有进行 HPV 检测的病人，可以 6～12 个月后复查细胞学，如果细胞学 ≥ ASC-US，推荐进行阴道镜检查，阴性者常规筛查就可以了。

（2）ASC-H、LSIL、HSIL：转诊阴道镜检查。

（3）AGC：可以选择先做分段诊刮，如未见异常，再做阴道镜检查。

（4）SCC、AIS、ADC：立即转诊阴道镜检查并行组织病理学诊断。

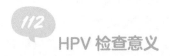

HPV 检查意义

目前已知的 HPV 有 120 余种亚型，其中 16、18、31、33、35、39、45、51、52、56、58、59、68 型等因与肿瘤的发生关系密切，故而被认为是高危型，其持续感染是子宫颈癌及癌前病变发生的确切病因。进行 HPV 检查可以区分出罹患子宫颈病变的高风险人群，即高危型 HPV 感染者，所以 HPV 检查也是子宫颈癌筛查的重要手段之一。在临床上用于与细胞学的联合筛查、单独子宫颈癌初筛及细胞学 ASC-US 病人的分流。HPV 检测也可以用于子宫颈病变治疗后的复查，如果手术后 6 个月、12 个月检测 HPV 阳性，则提示可能有残留病灶或复发风险。

最后，要特别强调一点，HPV 感染常见于性生活活跃人群，不是感染了 HPV 就一定得了或会得子宫颈癌，多数感染者 HPV 会在 2 年内自然消退，所以大家也不要过于恐慌。

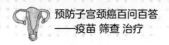

HPV 检测方法有哪些

目前国内市面上 HPV 检测试剂林林总总数十种，已广泛应用于子宫颈癌筛查。其中，美国 FDA 批准的方法大致有如下几种：

HC2：HC2 是首个 FDA 批准用于临床的 HPV 检测，采用免疫技术并通过化学发光使信号放大的检测方法，其原理是先溶解细胞，解链变性核酸，释放 DNA 单链，再采用 HPV RNA 鸡尾酒探针与 HPV DNA 杂交，并通过抗原复合物反应进行检测。

Cervista HPV HR 和 Cervista HPV16/18 两种试剂于 2009 年获得美国 FDA 批准，Cervista 采用基于 Invader 专利技术的 Cleavase 酶切信号放大法，可直接检测特定的 HPV DNA 序列。

Cobas 4800 HPV 检测于 2014 年获得美国 FDA 批准，其仪器提取 HPV 的 DNA，采用 HPV 和 β 球蛋白特异性引物，对 HPV 和 β 球蛋白特异性标记的寡聚核苷酸探针进行实时检测。可用于 25 岁及以上妇女的子宫颈癌一线初筛。此外，还可用于 21 岁及其以上妇女 ASCUS 分流；30 岁以上妇女细胞学联合筛查等。

Aptima 技术是第一个经 FDA 批准的 HPV mRNA 检测技术。该技术先提取 HPV E6/E7 mRNA，然后在特异性引物和逆转录酶的作用下逆转录生成 RNA DNA 杂交分子，再经水解获得单链 DNA，其后逆转录合成双链 DNA 为检测目标片段。

目前 HPV 检测有多种方法，有什么不一样

HC2：该方法可以检测 13 种 HR-HPV（16、18、31、33、35、39、45、51、52、56、58、59 和 68），进行定性和半定量测定，但不具体区分型别，HC2 的最低检测限（LOD）为 1pg/ml。然而，该方法缺陷是不能对 HPV 分型，存在与低危型 HPV（6、11、53、67、70、82 等）的交叉反应。

Cervista HPV HR 可检测 14 种 HR-HPV（16、18、31、33、35、39、45、51、52、58、59、66、68），亦可与 TCT 检测一次取样，行双重检测，但可能出现 HPV67 及 HPV70 型交叉反应

Cobas 4800 HPV 检测可检测 HPV（16、18、31、33、35、39、45、51、52、56、58、59、66、68），其可直接使用 TCT 标本，同时因其使用 β 球蛋白作为内质控，因而不存在与低危型 HPV 交叉反应。

Aptima HPV 可检测 14 种高危型 HPV（16、18、31、33、35、39、45、51、52、56、58、59、66、68），但无法区分具体型别。

不管使用哪一种 HPV 检测方法，高危型阳性都提示有高危型病毒的存在，意味着高风险，但并不意味着是否存在有疾病以及疾病的程度。

什么时候需要做细胞学和 HPV 联合检查

美国妇产科医师协会（ACOG）2016 年推荐子宫颈癌筛查意见认为，30～65 岁的女性每 5 年应进行一次细胞学和 HPV 联合检查。从全球范围看，各大研究均显示两者联合筛查子宫颈癌病检检出率几乎达100%，因此，如果两者联合检测结果均为阴性，从卫生经济学角度出发，2012 年 ACS/ASCCP/ASCP 指南和ACOG 指南都延长了细胞学检查的时间间隔。在30～65 岁无高危因素的妇女中若 HPV 联合细胞学两项检查均为阴性，可将筛查间隔时间延长至 5 年，他们认为，间隔 5 年行 HPV 联合细胞学检查较间隔 3 年单独细胞学检查子宫颈癌患病率相似，甚至更低一些，且对30 岁以上的妇女进行联合筛查可大大减少阴道镜检查，而子宫颈癌患病风险却相近甚至更低。

HPV 阳性怎么办

相关研究表明，在细胞学结果正常的情况下，90%HPV 感染为一过性，单次阳性不必惊恐，随访应按管理方案进行。通常情况下，单纯的 HPV 感染 90% 可自然消除（67% 在 12 个月清除，若持续 12 个月或更长者，则 30 个月后 CIN3 高达 21%；HPV16 持续阳性≥ 12个月者，其年龄 < 30 岁者 CIN2 级高达 53%）。HPV 持续阳性者应积极处理。但应充分认识 HPV 持续阳性的

重要性。年龄 < 35 岁阳性，而细胞学阴性可观察；HPV 阳性，细胞学异常，应做阴道镜进一步检查。

细胞学或 HPV 异常需要治疗吗

由于细胞学检查和 HPV 检测都不是疾病诊断，所以不能根据细胞学异常和 HPV 结果异常进行治疗，应该根据情况决定是否需要做阴道镜检查，并根据阴道镜下活检做病理学结果决定是否治疗。

对于年龄大于 20 岁的 ASCUS 女性的管理，以下三种方法都是可以接受的：①HPV 检测和分流；②间隔 6 个月连续 2 次重复细胞学检查；③单独使用阴道镜检查。

对于 ASC-H 的管理方法是阴道镜检查和子宫颈多点活检：①如阴道镜检查即活检均未发现 CIN2、3 的女性，可选择在第 12 个月时行 HPV 检测或者 6 个月及 12 个月时行细胞学检查随访；②如其 HPV 阴性，或连续 2 次细胞学"无上皮内病变或恶性病变"，以后进行常规的子宫颈细胞学筛查即可。

对于普通人群中细胞学 LSIL 的病人，推荐使用阴道镜检查和多点活检：①如阴道镜检查及活检病理未超过 CIN2 的女性，可选择在第 12 个月时行 HPV DNA 检测随访或者 6 个月及 12 个月时行细胞学检查随访；②如其 HPV 检测阴性，或连续 2 次细胞学"无上皮内病变或恶性病变"，可推荐病人返回常规的子宫颈细胞学筛查；③如果其随访 HPV 阳性或重复细胞学提示 ASCUS 及其以上病变，可以再次行阴道镜检查；④对

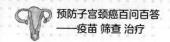
于 LSIL 病人，在没有活检确认时不推荐行诊断性切除或消融治疗。

对于普通人群中细胞学 HSIL 的病人可采用阴道镜检查加子宫颈管评估或 LEEP 治疗。如组织学未超过 CIN2 级别病变，阴道镜检查满意且子宫颈管样本阴性的病人可选择进行诊断性切除或每 6 个月进行一次随访，为期一年。在一年后如连续 2 次细胞学结果均为"无上皮内病变或恶性病变"的女性，可返回常规细胞学筛查。但尚未生育的女性管理应更保守，是否需要更个体化的管理方案应咨询相应的医生。

多数感染者 HPV 会在 2 年内自然消退不要过于恐慌！

医生，感染了 HPV 怎么办？

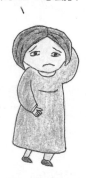
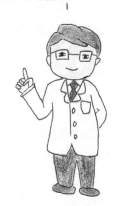

118 如果筛查结果正常，需要多长时间再做筛查

美国妇产科医师协会（ACOG）2016 年指南推荐：

21岁以下女性无须筛查；21～29岁女性每3年进行一次细胞学筛查；30～65岁女性每5年进行一次细胞学检测和HPV DNA联合检测或每3年一次细胞学检测；65岁以上女性如既往对此筛查均为阴性，则无须筛查；全子宫切除术后女性无须筛查；接种HPV疫苗的女性也应按各年龄段建议（与未接种疫苗的女性相同）。但上述筛查方案并不适用于HIV阳性以及罹患免疫性疾病的女性。

（油　迪　于秀章　曾　玺　廖光东　郄明蓉）

十五、
阴道镜
检查

119

什么是阴道镜检查

阴道镜是一种能帮助诊断子宫颈癌和癌前病变的仪器（子宫颈癌和癌前病变在前面已经有介绍了）。子宫颈癌前病变和早期的子宫颈癌往往是病人没有任何不舒服的感觉、大夫肉眼检查发现不了的。阴道镜除了主要

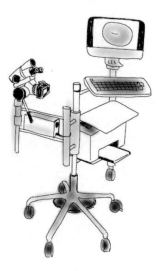

阴道镜

能够帮助发现在子宫颈部位的癌和癌前病变，还可以发现阴道和外阴部位的癌和癌前病变。阴道镜是由放大镜和光源组成，检查时放在阴道口外面，在子宫颈表面先要涂一种叫做冰醋酸的溶液，浓度是 3% ~ 5%，然后再涂一种叫做复方碘溶液，用来帮助发现子宫颈是否正常的。在怀疑不正常的部位，用取活检的钳子取下小块组织，送病理科进行病理切片检查。

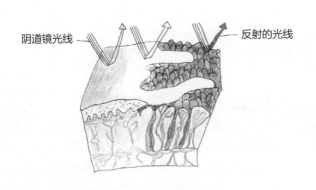

阴道镜光线 ——   —— 反射的光线

120 什么情况下需要做阴道镜

子宫颈癌筛查结果不正常是进行阴道镜检查的最常见的理由。子宫颈癌筛查结果不正常主要是指子宫颈涂片或是称为 TCT 的检查结果不正常，其次是高危型 HPV 阳性或是 HPV16 或 18 型阳性（子宫颈涂片和高危型 HPV 在前面已经有介绍了）。子宫颈涂片或是称为 TCT 的检查结果不正常主要包括以下诊断名称：诊断意义不明的不典型鳞状细胞（英文简称 ASC-US）、不能除外高度鳞状上皮内病变的不典型鳞状细胞（英文

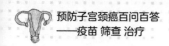
简称 ASC-H)、低度鳞状上皮内病变(英文简称 LSIL)、高度鳞状上皮内病变(英文简称 HSIL)、鳞癌、不典型腺上皮细胞(英文简称 AGC)、原位腺癌(AIS)、腺癌。还有的时候,虽然子宫颈癌筛查结果正常,但是医生经过检查怀疑子宫颈不正常时也需要做阴道镜检查。或者病史可疑,不能除外子宫颈病变者,也需要进行阴道镜检查。

做阴道镜前需要注意哪些问题

阴道镜检查可以在病人的非月经期进行。病人可以正常饮食,不需要禁食水。正在患有阴道炎和盆腔炎的妇女不能做阴道镜,要在治疗后才能做。对于不规律出血者无法判断是否为月经者,应由医生判断可否进行阴道镜检查。为了避免其他因素对于检查的干扰,最好在阴道镜检查前至少 24 小时不能有性生活,不能阴道放药,不要做妇科检查、阴道 B 超,以及取材子宫颈细胞学和 HPV。有糖尿病和高血压的妇女要先控制好血糖和血压再去做。

做阴道镜检查会疼吗

做阴道镜检查时会有不舒服的感觉,或者略有药物所带来的刺激感。阴道镜检查就是放大情况下观察外阴、阴道和子宫颈的情况。期间会放置窥器,使用生理盐水清洁阴道、使用 3%～5% 的醋酸和复发碘溶液，必要的时候取活检。所有这些操作会给病人带来不适感，尤其是年龄大的女性，由于生殖道上皮萎缩、弹性降低，感觉会更敏感一些，但通常可以接受，不需要麻醉。

阴道镜检查都取活检吗

并非所有的阴道镜检查都需要取活检。医生检查时会结合病人的临床症状、体征及辅助检查的各项信息进行综合评价。若可疑子宫颈有高级别或更严重的病变，或者在医生无法确定是否存在有子宫颈疾病或病变程度者，需要用取活检的钳子取下小块组织，通常 3～5mm 大小，组织固定后送病理科进行病理切片检查。

阴道镜检查后需要常规送病理学检查吗

如果进行了子宫颈活检，都要将取下的组织送病理科进行病理切片检查。送病理学检查的主要目的在于明确诊断，以确定该病人后续的管理方案，随诊或是进行治疗。对于阴道镜检查图像特点并结合病人病史、体征或辅助检查，医生确定取活检病人没有更多的获益时，可以不用取活检，因此，也不需要送病理检查。

如何确定阴道镜结果异常

通过在子宫颈表面涂冰醋酸和复方碘溶液，能够帮助发现子宫颈是否正常。主要通过观察涂冰醋酸后子宫颈表面是不是出现白颜色的区域，医学术语称之为醋白上皮；以及不正常的血管的表现，医学术语称之为镶嵌和点状血管。

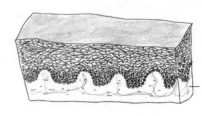

环状毛细血管

点状血管   镶嵌

其次是在涂复方碘溶液后有没有不着色的区域（见图）。通过这些观察可以发现阴道镜结果是不是正常。

醋白上皮

镶嵌 点状血管

碘不着色

阴道镜结果异常怎么办

阴道镜结果不正常时，要根据其图像特点以及病人的症状、体征给予阴道镜评价，判断病人可能是低级别病变，或者是高级别病变，或者是可疑癌，或者是其他的一些情况，即阴道镜下评估印象，就像 B 超或者 MRI 磁共振检查一样，医生会对病变程度给予一定的判断。对于可疑有高级别病变或更严重疾病者，要取子宫颈活检，做病理切片检查，以明确病人目前子宫颈的状况。

根据阴道镜后病理可以确诊是子宫颈癌前病变吗

大多数情况下，子宫颈活检的病理诊断结果可以明确病人的病变程度，即确诊病人有无癌前病变或者更严

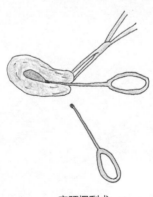

宫颈搔刮术

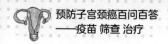
重的疾病。但病理的诊断有赖于临床医生的活检标本取材，若取材部位不准确，或者由于病人的下生殖道的解剖学特点难以准确取材，或者取材标本难以满足病理科诊断所需时，可能还需要做进一步的检查，如子宫颈管搔刮，甚至子宫颈锥切。

（耿 力）

十六、
阴道镜检查后
异常的处理

128

阴道镜检查后根据哪些病理结果需要再处理

阴道镜检查后，一定要得到病理结果。如果病理结果异常，才需要决定下一步的处理。有时阴道镜检查也有误差。

阴道镜是在子宫颈细胞学和高危型 HPV 检查异常后需要做的进一步检查，阴道镜起到放大作用，阴道镜医生初次检查的时候往往只是关注子宫颈表面，在阴道镜下直接观察子宫颈表面作出判断，得出对子宫颈或阴道外阴病变程度的初步判断。因为阴道镜检查也有一定的局限性，可能存在漏诊或者判读与病理结果等不一致的地方。比如细胞学是高级别病变，阴道镜下取活检病理检查仅为慢性炎症。有时为了明确诊断，需要再次阴道镜检查。对于绝经后病人，因病变常常位于子宫颈管内，有时需要做一下子宫颈管的搔刮。

如细胞学结果是不典型腺上皮细胞（AGC）、原位腺癌（AIS），则需要行子宫分段诊刮术，进一步了解子宫内膜情况。

阴道镜检查时，还要注意检查阴道壁是否存在异常病灶。

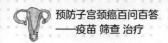
当阴道镜活检病理结果低于子宫颈细胞学检查结果时，不宜马上处理，因为可能会存在治疗不足延误诊断治疗的后果，需要再次检查评估。

阴道镜检查后什么结果可以不做手术

阴道镜检查是判断病人在筛查或临床病史体征有可疑者的进一步检查甄别。并非需要接受阴道镜检查者都意味得病。

出现以下情况时可以不做手术，采取观察随访：

（1）子宫颈细胞学为不典型鳞状上皮细胞或低度鳞状上皮内病变（ASCUS/LSIL），阴道镜下未见高级别病变图像，病理活检未提示异常或仅发现局灶低级别病变，有条件随访的病人可以不必急于手术。对于此类病人只需要每 6～12 个月一次通过子宫颈细胞学和阴道镜随访，仍然是安全的。

（2）已妊娠女性，阴道镜检查病理活检为子宫颈病变，没有发现浸润癌，可以继续妊娠，但在孕期需要密切随访观察，每 8～12 周一次以细胞学和阴道镜为主复查；产后 6～8 周再次做子宫颈癌筛查，根据筛查结果进行处理。孕期不需要做 HPV 检测，因 HPV 检测结果对孕期处理没有指导意义。

（3）阴道镜检查后为子宫颈高度病变，如果病人年轻，也不宜轻易手术。因为这些年轻女性有很高的自然逆转的几率，尤其是 CIN2 者更应首选随访观察，每 6 个月一次细胞学和阴道镜联合检查，连续 2 次细胞学和阴道镜检查正常可改为每年一次继续随访观察。假如复查发现病理结果是 CIN3，且阴道镜为不充分时才考虑行子宫颈诊断性切除（LEEP）。

阴道镜检查后什么病理结果需要做 LEEP 手术

所谓 LEEP 就是子宫颈电环切除术（LEEP），就是通过利用电热外科手术的环状电刀，切除病变及子宫颈转化区达到诊断和治疗作用。由于 LEEP 手术操作简单易于掌握，安全出血少，可在门诊局部麻醉下手术，达到与子宫颈锥切相似的疗效，对于年轻及要求保留生育者为首选方法。

当阴道镜检查后经病理活检证实为子宫颈高级别病变者可行 LEEP 手术，一般而言，高级别病变包括 CIN2 和 CIN3，而 CIN1 为低级别病变通常不需要做

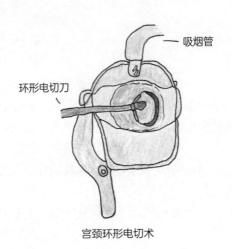

吸烟管

环形电切刀

宫颈环形电切术

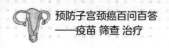
LEEP，只在某些特殊情况下才会施以 LEEP，比如持续 1～2 年的 CIN1，或病理为 CIN1 但细胞学为 HSIL，阴道镜检查高度怀疑子宫颈管深部存在高度病变时才行诊断性 LEEP。

阴道镜检查后什么病理结果需要做锥切手术

子宫颈锥切常被称为冷刀锥切（CKC），就是不需要借助电外科仪器，直接用手术刀锥形切除子宫颈表面病灶。子宫颈锥切目前已经越来越多被 LEEP 所取代。但是当阴道镜检查后病理报告出现以下结果就需要行子宫颈锥切：

（1）病理结果为高级别鳞状上皮内病变，但病灶范围较大。

（2）病理结果怀疑早期浸润癌，需要进一步明确诊断。

（3）病理为子宫颈腺上皮原位癌，病灶位于子宫颈管深部。

（4）子宫颈癌ⅠA1 期，需要保留生育功能。

锥切手术需要在麻醉条件下操作，手术中容易出血，需要缝合止血及重塑子宫颈。手术可以切除足够大范围，组织没有热损伤有利于切缘病理学评估，目前仍不失为子宫颈癌前病变的重要诊断及治疗手术方法。由于切除组织较大，术后近期容易出血、感染，以后可能会出现子宫颈功能不全，子宫颈管狭窄，一旦怀孕，会增加围产期死亡率、早产及低出生体重儿的风险。

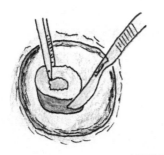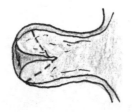

宫颈锥切术

子宫颈行 LEEP 和锥切术后就完成治疗了吗

　　子宫颈行 LEEP 和锥切术后不能认为完成治疗。

　　子宫颈行 LEEP 和锥切术后仍存在风险，包括以下两种情况：

　　（1）如果手术将病灶完全切除，那么可以说完成子宫颈癌前病变（或叫子宫颈高级别病变）的治疗，可以进入随访。研究发现，因子宫颈病变经过手术治疗的妇女比普通没有子宫颈病变的人群，其发生子宫颈癌几率较正常人高 2～5 倍以上，所以对于手术后病人仍需要密切随访观察。从术后 6 个月左右开始复查。以子宫颈细胞学、高危型 HPV 检测及阴道镜为主要的监测手段；若 6 个月时细胞学及 HPV 双阴性，其未来 2 年罹患 CIN2 以上的风险低于 0.5%，若阳性则需要阴道镜再次评估，如再次评估时活检发现病灶残留或复发可以再次手术。连续 3 次随访结果正常可以按照常规筛查监测，英国子宫颈癌筛查和阴道镜管理指南建议手术后需

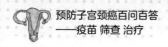

要随访 10 年。

在手术后的随访中，细胞学检查存在敏感度低，主要可能与手术后子宫颈变形转化区上移，难以获取足够的细胞或细胞取材部位变形导致；但细胞学检查特异度高，若手术后细胞学高度病变，需要活检或子宫颈管搔刮明确病变复发部位。手术后高危型 HPV 消退需要 6 ~ 18 个月，消退时间与病人年龄、锥切容量、切缘状态、病变程度、病变范围有关。一般在手术后 6 个月消退率是 80% ~ 93%，1 年消退率 84% ~ 97%，2 年消退率可达 98%，若持续阳性应结合细胞学结果进行阴道镜检查，所以手术治疗后仍然应该定期回医院随访观察。

（2）如果在做了 LEEP 和锥切后发现子宫颈浸润癌，则需要进一步检查确定子宫颈癌分期后，按照病变期别进行子宫颈癌的治疗。

子宫颈 LEEP 和锥切术后可以同房吗

子宫颈 LEEP 和锥切术后，在子宫颈创面愈合后可以同房。

子宫颈 LEEP 和锥切术后 1 ~ 2 个月子宫颈存在创口，且将出现不同程度的渗液流血，此时应避免性生活，以免造成感染和增加创口的出血渗液。一般来说，子宫颈手术后的创面愈合过程需要 1 ~ 2 个月，此时应该保持创面的干洁，避免盆浴和游泳，避免重体力活动。若出现过多渗液或大量出血，需要及时到医院就诊。所以手术后医生应该交代清楚，告知病人若出现大量出血应及时到医院检查处理，手术中若发现有活动性难以控制的出血点，最好通过缝合止血处理，若使用电凝处理比较大的活动性出血，往往因为电凝过厚容易造成脱痂时的大出血。手术前病人的知情同意很重要，需要告诉病人手术的风险、并发症及手术后注意事项，才能使病人顺利恢复健康。一般手术后 2～3 个月后就可以恢复性生活了。有血液疾病或凝血功能障碍的病人应谨慎选择手术时机。

子宫颈 LEEP 和锥切术后影响怀孕吗

子宫颈做了 LEEP 和锥切手术后可以怀孕。

近年来，随着子宫颈癌筛查的推广，子宫颈高级别病变及早期子宫颈癌的及时发现，接受子宫颈锥切手术的病人越来越多，子宫颈锥切后是否影响怀孕，是很多希望生育的女性关注的问题。可以明确地说，子宫颈锥切手术不影响怀孕。但是因为手术后的子宫颈由于被切除部分组织，在功能上会受到影响。

子宫颈是子宫的门户，在受精过程中担当着精子的传送，精子经过子宫颈时在子宫颈黏液中获能，利于其在子宫内游走与卵子相遇结合。假如子宫颈切除过深，可能会造成子宫颈黏液减少，对精子获能有所影响。

子宫颈行 LEEP 术后，也可能造成子宫颈管粘连狭窄，影响受孕。手术后感染可能会引起子宫颈粘连，所以手术避免切除过多组织，手术前需要排除子宫颈和阴道急性感染性疾病，手术后适当抗感染治疗，可避免和减少子宫颈粘连和子宫颈狭窄的可能。

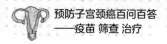

子宫颈锥切对妊娠的影响也表现为子宫颈功能不全，导致妊娠期发生早产或流产，增加围产期死亡率、早产及低出生体重儿的风险。子宫颈冷刀锥切与 LEEP 相比，流产发生率分别是 26% 和 5.2%，早产发生率分别是 23.5% 和 5.5%，可见子宫颈冷刀锥切术后不良反应比 LEEP 严重，对于有生育要求者应首选 LEEP。一般来说，LEEP 及物理治疗无增加严重的不良妊娠结局的风险。

子宫颈功能不全也叫子宫颈内口不全或者子宫颈内口松弛症，是引起习惯性中晚期流产和早产的原因之一。子宫颈功能不全的表现主要是早产及中晚期重复性流产，反复流产率为 8%～15%，往往因多次流产和早产得不到活婴，给家庭带来的痛苦是不言而喻的。

这类流产主要表现在怀孕 4 个月以上的妊娠中期，由于子宫颈内口难以承受日益增大的胎囊，在临床上往往没有明显的先兆症状，甚至在毫不知情的情况下胎膜早破，胎儿迅速地分娩。整个流产过程短，腹痛轻，或者只有轻度下坠感。子宫颈功能不全一般为临床诊断，尚无确切的指标。一次中晚期流产不能作为子宫颈功能不全的诊断标准，通常都是经过两三次中晚期流产及早产才考虑是子宫颈问题，建议有大月份流产史者，再次怀孕前最好探子宫颈管。非孕期可无阻力通过 8 号子宫颈扩张器，提示子宫颈功能不全。如果在妊娠期，可以做 B 超检查，经腹部或者阴道观察子宫颈管的形状，测量子宫颈长度和子宫颈内口的宽度，以此诊断子宫颈功能不全。若子宫颈长度 < 3.0cm 可提示诊断，< 2.0cm 可确定诊断；子宫颈内口宽度 > 1.5cm，需要密切结合病史及临床表现。存在子宫颈功能不全的情况可以通过子宫颈环扎手术得以改善。

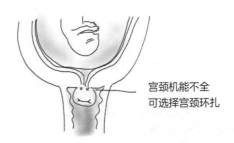

宫颈机能不全
可选择宫颈环扎

135

子宫颈 LEEP 和锥切术后多长时间可以怀孕

子宫颈手术治疗后完全可以怀孕，但需要让手术创面愈合恢复才能开始备孕。一般而言，子宫颈 LEEP 手术后的恢复过程需要 1~2 个月，当手术后 3 个月复查一般都可见子宫颈恢复其解剖构型，对于子宫颈冷刀锥切病人，由于手术中缝合会导致子宫颈长度缩短，其恢复时间可能需要长一些，手术后 6 个月复查，当子宫颈的解剖构型恢复且子宫颈维持一定的长度就可以开始怀孕。在计划妊娠前应经过医生的评价。

136

阴道镜检查后什么病理结果可以做保守（物理）治疗

子宫颈的保守治疗，也称作物理治疗。主要方法是

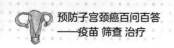

用各种物理方法，如冷冻、激光、电灼等破坏上皮表面异常（病变）的组织，经过一段时间自身新增生的组织生长并修复，达到治疗局部目的。

（1）当阴道镜检查对子宫颈异常部位取活体组织病理学检查，根据病理学结果，在以下情况可以考虑做保守性治疗（物理治疗）：①病理结果为低级别子宫颈上皮内病变，子宫颈阴道镜检查满意，子宫颈细胞学为ASCUS/LSIL 或无异常发现；②病理结果为 HPV 感染或湿疣改变；③阴道上皮内病变；④外阴上皮内病变。

（2）物理治疗也适用于外阴、阴道的一些低级病变。

物理治疗的注意事项：①物理治疗前必须有活检组织病理学结果，并排除浸润癌；②物理治疗时间应选择在月经干净后 3～7 天操作，避免在月经前操作。因为物理治疗后，子宫颈局部被破坏的组织脱落，至子宫颈表面修复大约需要近一个月时间，其间可以出现不同程度的阴道排液。此时如果在月经期，有经血的阴道内环境可以引起子宫颈表面创伤感染，会影响子宫颈修复。③子宫颈病变在物理治疗后仍应定期随访观察。

另外，阴道有急性炎症或急性盆腔炎时，不能进行物理治疗，要在炎症治愈后治疗。病人有全身性特殊疾病时，物理治疗应慎重。

物理治疗的方法有哪些

对于下生殖道疾病的物理治疗主要有冷冻、激光、电灼和微波治疗。所有这些治疗手段都是通过对病变组织进行物理破坏消融达到治疗目的。物理治疗适合于病灶比较浅并能清楚暴露的子宫颈、阴道、外阴表面病灶的治疗。但物理治疗也存在对治疗部位过深引起局部损伤，有时治疗区域痂皮脱落后可以出现的浅表溃疡，有时过深会造成该部位的穿孔损伤，所以一定要在具备治疗条件的医院接受物理治疗。

什么是冷冻治疗

冷冻治疗是利用对局部组织的冷冻、破坏或切除活组织达到治疗作用。通过组织快速冷冻，温度降到 -0℃以下，细胞内、外的组织液形成冰晶使细胞结构破坏。

冷冻治疗是通过提供一个超级冷冻的探头直接接触病变区域达到组织低温冷冻。治疗采用冷冻—解冻—冷冻的过程，要确保破坏整个病灶并延伸到病变范围以外，假如病灶范围过大或呈不规则形状，可以通过多次操作解决。

影响治疗是否成功与病人自身状况以及冷冻设备及技术相关，主要有病灶的大小、病变的级别、病变的解剖部位、冷冻时间和足够的气体压力。病人在接受冷冻治疗时会感受到轻微疼痛，手术治疗后几周会出现阴道排液，需行预防性抗感染处理。冷冻治疗的优点是操作安全简便，可以在门诊执行。

139 什么是激光治疗

通过激光能量聚焦热能使组织蒸发凝固炭化达到治疗，激光治疗可以比较好地控制治疗深度，止血效果较好，对邻近组织损伤小，达到满意疗效。激光的能量聚焦在 0.2 ~ 2.0mm，同时由于其激光聚焦点小，可以处理各种形态的病灶以及延伸至阴道及穹隆部的病变，定位准确，对于子宫颈表面及阴道壁乃至外阴病灶均可以达到满意疗效。激光治疗过程产生的烟雾可污染环境，对操作者及病人造成损害，治疗过程应使用带吸烟装置的阴道窥器，以减少污染和保持治疗视野的清晰。操作者应佩戴防护眼镜，禁止用眼睛直接对着激光。

激光治疗后会出现治疗区域组织坏死脱落、阴道分泌物增加，创面在治疗后 6 ~ 8 周修复愈合。痂皮脱落时注意创面出血，感染可增加出血可能，可通过抗感染及止血治疗或纱布压迫止血。

140 什么是电灼治疗

电灼治疗是通过高频输出电极与组织接触近到一定距离时产生放电高温，能将皮肤黏膜病灶气化或炭化达到治疗目的。可根据病灶的大小和不同部位选用不同的电极施行治疗，使用带吸烟装置的阴道窥器可减少烟雾污染和保持手术视野清晰。电灼治疗需要掌握治疗深度，尤其对阴道壁不可电凝过厚，以免热损伤及其后痂皮脱落溃疡导致邻近组织副损伤。

　　所有物理治疗均应安排在月经干净后操作，以便在下次月经前有足够时间让治疗区愈合。

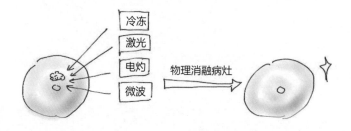

（钱德英）

十七、
子宫颈癌前病变的
治疗和随访

子宫颈癌前病变都要治疗吗

对于经组织病理学确诊的子宫颈癌前病变不一定全部需要治疗，特别是对年轻女性，应该根据检查结果决定。

经过子宫颈癌筛查发现的异常者经进一步的阴道镜评估、活检病理结果证实的子宫颈癌前病变，包括子宫颈高级别鳞状上皮内病变（CIN2、CIN2/3、CIN3）以及原位腺癌，对其进行进一步治疗可有效降低子宫颈癌的发病率，这也是子宫颈癌筛查、早诊早治最主要的目的。

但是，任何治疗均是双刃剑，在带来利益的同时也会产生一些不利的影响，比如对不必要干预的年轻女性过度干预，可能会对其未来生育产生不利影响，增加了其早产、胎膜早破及剖宫产几率等。所以，对于筛查以及阴道镜后结果的评估以及是否需要进一步治疗，应由从事阴道镜专业的人员综合评估后，根据病人具体情况决定治疗与否。

对于年轻有生育要求的 CIN1 病人，不需要治疗，建议定期观察。CIN2 病人，在有条件的医院，可进一步行 P16 免疫组织化学染色后判定病变的级别，如 P16 阴性的 CIN2 者为低级别鳞状上皮内病变，无须治疗，但应定期复查明确病变的转归；P16 阳性的 CIN2 者属于高级别鳞状上皮内病变，如不治疗，进展为浸润癌的风险较高，但由于高级别鳞状上皮内病变进展为浸润癌的时间较长，平均 10～20 年，尤其是年轻有生育要求的妇女，可以在专业医生的密切监测下随访，反复评估治疗的利与弊，决定进一步干预的时间及方法，选择好妊娠时机。

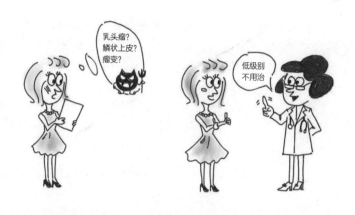

对于妊娠期间诊断的高级别子宫颈上皮内病变病人不用过分紧张，但一定需经过专业医生的阴道镜评估以及综合评判，如能除外浸润癌，完全可以继续妊娠将治疗推迟到产后 6～8 周，但需在妊娠期每 3 个月再次行子宫颈细胞学及阴道镜评估，对于无浸润癌证据者可在产后 6～8 周再次评估。目前，有理由相信只要在专业人员的管理下，高级别鳞状上皮病变在孕期进展的风险非常小，反之，妊娠后病变消退或级别降低的可能性增加，完全可以放心地在专业人员管理下继续妊娠分娩。但对于妊娠期间不能除外浸润癌的病人，应听从专业医生的建议进行进一步检查以明确诊断。

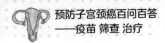
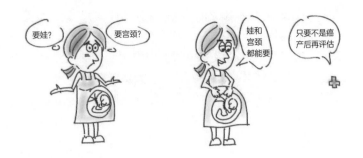

　　但是，对于非妊娠妇女，无论在什么年龄段，只要病理结果提示 CIN3 者均建议进一步治疗，如不治疗进展为浸润癌的风险每年为 1%~2%，10 年累计风险约为 20%，应引起高度重视。

子宫颈癌前低级别前病变如何治疗

　　子宫颈低级别病变（CIN1），向子宫颈癌发展的风险低，因此，无须特别紧张，特别是对年轻女性无须急于治疗，是可以观察随访的。

　　子宫颈癌前低级别前病变（LSIL）主要是指组织病理学诊断的 CIN1 及 P16 免疫组织化学染色阴性的 CIN2 者，目前认为这一病变多为 HPV 高危亚型一过性感染所致，如不干预，60% 的病变可自然消退，30% 的病变会持续存在，仅有约 10% 的病变在 2 年内可能进展为子宫颈高级别上皮内病变。我国的资料表明，对 548 名经阴道镜下活检组织病理学诊断的 CIN1 病人进行了为期 48 个月的随访，发现随访 6 个月、12 个月、24 个月、36 个月、48 个月进展为高级别子宫颈上皮内病变的几率分别为 0.55%、1.65%、3.10%、4.05%、4.11%；病变持续存在的几率分别为 70.25%、45.77%、23.79%、11.57%、7.19%，病变自然逆转的几率分别为 29.20%、52.57%、73.11%、84.41%、88.71%。由此可见，子宫颈低级别上皮内病变者如不进行干预，随着时间的延长绝大多数病变是可以自然逆转的，进展为高级别病变的风险相对小，所以目前认为子宫颈低级别上皮内病变并非真正意义上的子宫颈癌前病变，建议以保守观察为主。

但由于阴道镜检查存在局限性，靠阴道镜医师检查决定的人为因素影响较大，尤其是病变位于子宫颈管内时，或病变较小、范围较局限时，阴道镜检查漏诊子宫颈高级别及以上病变的可能性较大。所以，对于阴道镜检查未见异常，或组织病理学诊断的 CIN1 的病人，应注意在做阴道镜之前的细胞学和 HPV 检查结果。

筛查细胞学结果是低度病变（ASCUS、LSIL），则应检查 HPV 是否阳性，如为阳型，需要做阴道镜检查。因细胞学结果为 HPV 阳性 /ASC-US 或 LSIL 阴道镜检查未见异常或活检为 CIN_1 者，随访 5 年累计检出 $CIN2^+$ 风险为 10%，$CIN3^+$ 风险为 3%。

细胞学结果为 ASC-H 阴道镜检查未见异常或活检为 CIN_1 者，其后 5 年累计检出 $CIN2^+$ 风险为 16%，而

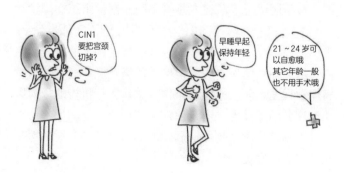

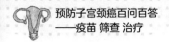
细胞学结果为 HSIL 及以上异常者，其后 5 年累计 CIN2$^+$ 风险为 24%，CIN3$^+$ 风险为 15%。因此，这些病人无论 HPV 是否阳性，都需要做阴道镜检查。结合阴道镜下所见，具体分析决定。

对于妊娠期阴道镜下组织病理学为 LSIL 时，只要细胞学、阴道镜检查以及组织病理学无子宫颈浸润癌证据时临床上无须特殊处理，待产后 6～8 周复查。

子宫颈癌前高级别前病变如何治疗

子宫颈癌前高级别前病变（CIN2、3）发生子宫颈癌的几率高，应该积极治疗。

子宫颈癌前高级别前病变（HSIL），包括 CIN3、CIN2 免疫组织化学 P16 阳性者，以及病理两类分级法的 CIN2/3。这一病变多为 HPV 高危亚型的持续感染所致，也是子宫颈的癌前病变，如不加干预，10 年内约有 20% 的 HSIL 病人进展为子宫颈浸润癌。为预防子宫颈浸润癌的发生，对于组织病理学确诊的 HSIL 建议进一步治疗。

对于阴道镜下活检或颈管黏膜搔刮术组织病理学诊断的 HSIL 建议治疗，初始治疗可选择子宫颈物理治疗或切除性治疗。具体方法的选择应根据病人的年龄、生育要求、筛查结果、阴道镜检查的满意度、病变的组织病理学程度、病人的随诊条件、就诊医疗机构的资源以及治疗者的经验等决定，治疗应遵循个性化的原则。所以对于诊断了子宫颈癌前病变的病人建议和专业的医生充分沟通，确定个性化的治疗方案。

　　原则上对于阴道镜转化区完全可见，检查满意的年轻妇女，因考虑到未来生育问题，可慎重选择局部消融治疗，否则建议行子宫颈锥切术；对于阴道镜检查转化区 3 型者，应选择子宫颈锥切术。对于即使无生育要求的中老年妇女也不建议行全子宫切除术。因为子宫颈锥切术治疗子宫颈癌前病变的方法简单有效。而选择切除全子宫手术创伤大，对于癌前病变的治疗未必优于锥切。另外，阴道镜下活检有 5% 左右子宫颈浸润癌而被漏诊，对这种女性做子宫颈锥切术，可进一步起到是否有浸润癌的诊断作用，如果病变全部切净，则起到了治疗作用。

什么是子宫颈的物理治疗

　　子宫颈物理治疗也就是采用各种物理的方法，将子宫颈表面异常的上皮破坏后上皮坏死脱落新生正常上皮再生修复达到治疗目的。目前常用的方法包括子宫颈冷冻、激光、电凝、冷凝治疗等，操作简单，疗效明确。

　　由于子宫颈物理治疗在治疗的同时无法再次获得子宫颈组织进行再次全面的病理诊断，所以一定要在治疗前对子宫颈病变充分评估，除外子宫颈早期浸润癌以及子宫颈腺上皮病变。由此可见，子宫颈物理治疗对于治疗的指征把握要求非常严格，应由有经验的阴道镜医生进行充分阴道镜评估，并进行行子宫颈取样活检病理诊断后，如能满足治疗的指征，方可采用子宫颈物理治疗。目前推荐的子宫颈物理治疗建议用于阴道镜检查满意、病变范围较小且完全位于子宫颈表面的高级别病变（HSIL）治疗，也可用于有治疗需求的持续性 CIN1

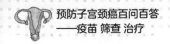
者，对于阴道镜检查不满意者应慎重选择。治疗前应谨慎除外子宫颈浸润癌及原位腺癌（简称 AIS）。

（1）**子宫颈物理治疗适应证：**①病变全部局限于子宫颈表面，未扩展至子宫颈管内的 CIN2；②细胞学及组织病理学结果间无明显差异；③细胞学、阴道镜及组织病理学检查无子宫颈浸润癌证据；④细胞学及组织病理学检查未提示子宫颈腺体的非典型增生；⑤子宫颈管诊断性搔刮病理结果阴性。

（2）**子宫颈物理治疗的禁忌证：**①阴道镜检查不满意；②细胞学结果或阴道镜检查及组织病理学可疑浸润癌；③高级别病变（HSIL）治疗后的病变持续存在或复发者。

（3）**子宫颈物理治疗的疗效：**如果适应证选择合适，对子宫颈癌前病变的治疗效果好，总有效率可达90% 以上，但治疗后仍有病变持续存在的可能。有研究显示，冷冻治疗后 12 个月 HSIL 复发率约为 5.3%，亦有在物理治疗后发现子宫颈浸润癌的报告，所以治疗后仍应重视以及长期随访，及时发现病变持续存在者或病变复发以及非常少见的子宫颈早期浸润癌漏诊者。

（4）**子宫颈物理治疗对未来妊娠的不利影响：**对于年轻的高级别病变（HSIL）病人是否需要治疗以及治疗后对未来妊娠有无不利影响？如果不治疗是否会有子宫颈癌发生的可能？这些问题都应该关注。所以，一旦诊断明确 HSIL，建议与专业医生充分沟通决策。

子宫颈物理治疗后对未来妊娠的影响研究结果不一致，有研究认为，冷冻治疗有导致 37 周前早产的风险，应引起重视。即使认为子宫颈物理治疗对子宫颈的解剖及功能影响不大，也应权衡治疗的利弊。建议仅对于有治疗癌前病变适应证的病人进行子宫颈物理治疗，并在治疗后长期随访。对于治疗后有妊娠愿望的年轻妇女在妊娠前以及妊娠期间应加强监测，预防妊娠期并发症的发生。

什么是子宫颈切除性治疗

子宫颈切除性治疗是采用切除治疗的方式，切除子宫颈转化区以及部分子宫颈间质以及子宫颈管达到进一步诊断以及治疗的作用。常用的手术方式包括子宫颈环形电切术（LEEP）、冷刀锥切术（CKC）、锐扶刀锥切术、激光锥切术等，目前国内常用的为 LEEP 及 CKC，切除的组织需进一步行 12 点连续切片进行组织病理学的再诊断。对于可疑子宫颈浸润癌或腺上皮高级别病变者为进一步病理诊断以及切缘病理评价采用 CKC 可减少对切缘的物理损伤，便于进一步准确的病理评价。子宫颈锥切术除了可用于组织病理学确诊的 HSIL 治疗，也可用于年轻妇女的早期子宫颈浸润癌的保守治疗以及 HSIL 治疗后病变持续存在或复发，具体决策需由你的专业医生决定。

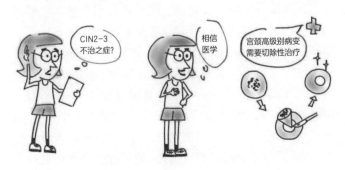

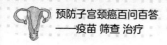
另外，在临床上子宫颈锥切术还可用于筛查、阴道镜检查或组织病理学高度可疑 HSIL 或子宫颈浸润癌病人的进一步诊断。如：①存在细胞学（HSIL、AGC 倾向瘤变、AIS 或癌）、阴道镜与组织学诊断的不一致性；②子宫颈管取样阳性；③高级别病变的任何部位位于颈管内，需进一步进行组织学评价；④细胞学或阴道镜提示可疑浸润癌，但阴道镜下活检组织病理学未证实；⑤细胞学或阴道镜活检组织病理学提示原位腺癌（AIS）；⑥阴道镜活检组织病理学可疑浸润癌；⑦阴道镜检查转化区 3 型、特别是细胞学为高级别异常或子宫颈活检为 HSIL 时等。所以，对于阴道镜检查并取活检的妇女，在活检报告出来后一定要再次就诊，听取你的专业医生对你的情况分析共同探讨下一步的处理。

146 子宫颈锥切术后对未来妊娠有无不利影响

这个问题一定是年轻 HSIL 妇女最关心的问题。子宫颈锥切治疗后存在早产、胎膜早破、低出生体重儿、剖宫产几率等风险增加可能，风险的大小与锥切术时切除子宫颈组织的多少以及切除深度有关，有研究显示，切除深度超过 10mm 时早产的风险增加。另外，对于不同治疗方式对于妊娠结局的影响不同研究结论不一致，早产在 CKC 时可能更常见，但也可能发生于冷冻或 LEEP 治疗后，所以对于治疗方式的选择一定在充分阴道镜评估后决定，并根据转化区的类型决定手术的类型，包括切除的范围以及深度，避免过度治疗带来的对未来生育的负面影响。

子宫颈锥切术的疗效如何

子宫颈锥切术后的疗效可达 90% ~ 95%，一项系统回顾以及 Meta 分析发现 LEEP 治疗后 12 个月的病变持续存在 / 复发率为 5.3%，CKC 为 1.4%。由此可见，对于子宫颈癌前病变的诊断和治疗，子宫颈锥切术可起到非常好的效果，但应严格掌握治疗的适应证，严格按治疗规范进行治疗，加强术后的随访，避免治疗的不足或过度。

当病人被告知需要做子宫颈锥切术时应注意什么

对于经过阴道镜检查，被告知需要做锥切术的病人应注意以下问题：

（1）阴道镜检查活检病理学报告为高级别病变（HSIL），为了进一步诊断和治疗，需要做锥切术。术前会被告知其治疗的必要性、有效性以及治疗过程中、治疗后的注意事项，并签署知情同意书。

（2）在治疗前应了解锥切术的目的，包括了诊断和治疗：①通过锥切后病理学检查进一步诊断有无子宫颈癌；②如果没有子宫颈癌，通过锥切术，切除癌前病灶，起到了治疗作用。

（3）需要进行锥切术的妇女，术前应除外全身及

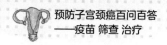

生殖道的急性炎症。

（4）治疗时机应在月经后 3~7 天进行；术前 3 天不能同房、阴道上药或冲洗。

（5）**术后会有阴道少量出血**：在锥切术后，子宫颈创面愈合过程中，会有少量阴道出血，如果出血量多，则需要到医院就诊。

（6）要关注锥切术后的病理结果，一般在术后 7~10 天可以看到病理学报告。如被诊断为子宫颈浸润癌，则需要继续接受治疗。如果没有发现子宫颈浸润癌，则可以进入随访。

（7）**定期接受随访**：术后 4 周月经后需要接受随访，医师观察子宫颈创面愈合情况，有无出血。术后 3~6 个月的随访，主要是医师要观察子宫颈是否完全愈合。并做细胞学检查。之后就可以进入 6 个月至每年一次的随访。

149 年轻女性子宫颈癌高级别前病变（HSIL）怎么处理

年轻女性尤其是 21~24 岁的 HSIL 病变，特别是 CIN2 病变者，自然消退比例高，进展为浸润癌的风险相对低，且大多数女性在这一年龄段时尚未完成生育，任何一种干预方式对未来的生育均可能存在不利影响，所以处理上相对保守，但对于真正的子宫颈癌前病变即 CIN3 处理上与 25 岁及以上妇女无差异。对于年轻妇女的 HSIL 治疗原则：①组织病理学诊断为 CIN2 时，建议观察；②组织病理学为 CIN2/3 时，可治疗，也可 6

个月及 1 个月细胞学 + 阴道镜观察；③病理特指为
CIN3 时，建议治疗；④ CIN2/3 或 CIN2 病变持续 2 年
及以上时，建议治疗。

LEEP 和锥切术后病理发现了
有子宫颈浸润癌怎么办

LEEP 和锥切术后病理发现了有子宫颈浸润癌，病
人应尽快到可以做肿瘤治疗的医院就诊，以便医师能根
据肿瘤分期、病人年龄、有无生育要求，按照子宫颈浸
润癌的常规及时处理。

由于在进行 LEEP 或锥切术前，主要依据来自阴道
镜病理学检查结果，但由于阴道镜检查的局限性，阴道
镜下的活检病理结果与子宫颈锥切术后最终的病理结果
并非完全一致，阴道镜下子宫颈活检与子宫颈锥切后的
病理结果的符合率仅 69.3% ~ 87.8%，有可能遗漏 5%
左右的子宫颈浸润癌。所以，阴道镜下活检的病理结果
并不能作为治疗唯一依据。在 LEEP 和锥切术后，发现
有子宫颈浸润癌，应结合病人的年龄、筛查史、筛查结
果、阴道镜评估的充分性、阴道镜影响、活检的部位选
择等做出综合评估计及治疗理建议。

对于组织病理学提示为浸润癌的病人应及时转诊至
肿瘤科医生，以便决定进一步的治疗。对于年轻有保留
生育愿望的子宫颈早期浸润癌 Ia1 期病人，如锥切术后
切缘未见 HSIL 病变是可以随访观察的，但一定再次需
要就诊后由肿瘤医生，必要时由多学科专家会诊后决定
进一步处理的方案。

子宫颈癌前病变治疗后需要随访多少年

临床研究发现，子宫颈癌前病变经初始治疗后进行长期随访后，可明显减少该妇女未来进展为浸润癌的风险，但由于其子宫颈癌的风险仍高于普通女性，有研究显示，其 10 年子宫颈浸润癌的风险是普通女性的 5 倍，所以 HSIL 妇女即使进行了规范治疗后仍应随访 20 年。

对于 HSIL 治疗后的妇女应充分告知其存在病变持续存在、复发以及进展为子宫颈浸润癌风险，尤其是治疗后的 2 年内，所以应强调长期规范随访 20 年。

子宫颈癌前病变治疗后如何随访

子宫颈癌前病变治疗后病变持续存在 / 复发的风险与病人年龄、锥切术前筛查的细胞学结果以及病理类型、级别、锥切术后切缘状况等关系密切。锥切术后切缘阳性者术后病变持续存在 / 复发的风险明显高于切除术后的切缘阴性者，一项包括 35 109 例 CIN 妇女的研究发现，23% 的病人的切除标本上至少有一侧切缘受累，切除不完全与切除完全妇女相比治疗后任何级别病变残留的相对风险为 5.47，高级别病变残留相对风险为 6.09，切除不完全妇女手术后高级别病变发生率为 18%，切除完全妇女手术后高级别病变发生率为 3%。所以手术后病人应自觉、按时到医院接受随访。

HSIL 治疗后的随访建议采用细胞学联合 HPV 检测

的方法，以增加检测的灵敏度及特异度，具体的随访策略建议根据切除术后切缘的病理状况进行分层管理。

（1）**锥切术后切缘未切干净**：增加了 HSIL 病变持续存在、复发或浸润癌的风险，属于手术后病变持续存在/复发的高风险人群。建议术后 4 ~ 6 个月行细胞学及阴道镜 +ECC 再次评估；确诊为浸润癌者及时转诊肿瘤科医生；切缘存在 AIS 病变者建议行重复性锥切术。

（2）**术后切缘阴性者，病灶已切干净（切缘无 HSIL 及以上病变存在）**：术后病变持续存在/复发为中等，建议 12 个月行细胞学联合 HPV 检测，发现任何异常结果均需转诊阴道镜进一步评估；双项检查均未见异常者，可再 12 个月行细胞学联合 HPV 检测，如仍为双项检查阴性者，可每 3 年复查，建议持续 20 年。

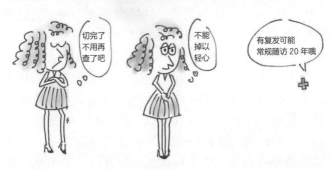

（3）**治疗后病变仍持续存在/复发的治疗**：随访过程中发现有 HSIL 病变持续存在/复发时应进一步治疗。对于检查评估子宫颈可行再次锥切术者建议行重复性子宫颈锥切术，对于检查发现有子宫颈因解剖因素等已无法进行再次重复性切除者，或合并有其他妇科疾患需要切除全子宫者，或随访不变者可考虑行全子宫切除术，具体管理措施应与你的专业医生充分沟通后决定。

（毕　蕙）

十八、
生殖道
尖锐湿疣

153

生殖道尖锐湿疣是什么

生殖道尖锐湿疣又称肛门生殖器疣或性病疣，是一种由人乳头瘤病毒（HPV）中的低危亚型（主要为HPV6、11型）引起的性传播疾病，主要发生于生殖器（子宫颈、外阴、阴道）、肛门和肛周等部位的皮肤黏膜（图 1-a）。HPV 的主要传染途径为性接触感染，也可以通过接触生活用品感染。HPV 潜伏期为 3 周～8 个月，平均 3 个月后发病。尖锐湿疣皮损初期表现为局部细小丘疹，针头至绿豆大小，逐渐增大或增多，向周围扩散、蔓延，逐渐发展为乳头状（图 1-b）、鸡冠状（图 1-c）、菜花状（图 1-d）或团块状赘生物（图 1-e）。病灶可单发或多发，色泽可从粉红至深红（非角化性皮损）、灰白（严重角化性皮损）乃至棕黑（色素沉着性皮损）。少数病人因免疫功能低下或妊娠而引发巨大疣体，可累及整个外阴、肛周以及臀沟。病人一般无自觉症状，少数病人可自觉瘙痒、异物感、压迫感或灼痛感，可因皮损脆性增加、摩擦而发生破溃、浸渍、溃烂、出血或继发感染，严重影响生活质量。该病发病率高，多数是良性病变，但高危型 HPV 所致尖锐湿疣可导致细胞过度增生，严重时引发癌变，据报道尖锐湿疣的恶变率为 3% ~ 10%。大多数生殖器 HPV 感染者呈潜伏感染或亚临床感染状态，并普遍存在 HPV 的多型感染。

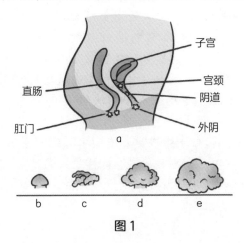

子宫
宫颈
阴道
直肠
肛门
外阴
a

b c d e

图 1

什么型别 HPV 感染易引起生殖道尖锐湿疣

低危型 HPV 感染会引起尖锐湿疣。低危型 HPV 有 6、11、40、42、43、44、54、61、72、81、89 共 11 个型别。尖锐湿疣又称肛门生殖器疣或性病疣，容易出现在外阴、肛周以及阴道，子宫颈也会发生尖锐湿疣。尖锐湿疣是具有高度传染性的一种常见的性传播性疾病。

约 90% 以上的外生殖器、阴道和子宫颈外生性尖锐湿疣是由 HPV6 和 11 引起。高危型和低危型混合感染在女性上皮内病变中较常见。

HPV 感染后引起湿疣有 3 种表现类型：①显性感染：就是用眼睛就可以看见，用手可以摸到突出于皮肤及黏膜表面的疣体，也可以说成是毛刺样的小疙瘩，外观有的像鸡冠样，有的像菜花样，是生殖道 HPV 感染最容易识别的症状。因此，显性感染的诊断主要依据临床医生对增生物的观察进行判断。②亚临床感染（SPI）：介于显性感染和潜伏感染之间，病人自己通常没有临床症状，需要医生借助醋酸白试验、病理活检或阴道镜检查才能发现。③潜伏感染（LPI）：常见于HPV 感染早期或治疗后期，没有任何临床症状和体征，只有通过分子生物学方法检测出 HPV 感染而无临床改变。LPI 也具有传染性，同样是尖锐湿疣复发的主要原因之一。当局部免疫功能增强后，HPV 可被机体免疫系统清除。

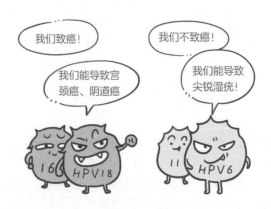

155 尖锐湿疣有什么样的表现

尖锐湿疣是由低危型 HPV 感染引起的鳞状上皮增

生性疣状病变。病变部位以性交时容易受损伤处多见，如会阴处、大小阴唇、肛门周围、阴道前庭、尿道口，也可累及阴道和子宫颈。病变特点是局部有乳头状突起，随病变进展，病灶逐渐增大增多，可表现出菜花状、鸡冠状或团块状，表面凹凸不平，呈尖峰状，手接触时感觉有毛刺样凸起。疣体常呈白色、粉红色或污灰色，柔软，质脆，表面可有破溃或感染。50%～70%外阴尖锐湿疣伴有阴道、子宫颈尖锐湿疣。因此，当发现尖锐湿疣时要常规行子宫颈细胞学检查及HPV检测，以便早期发现子宫颈上皮内瘤变。

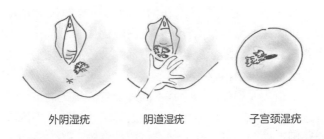

外阴湿疣　　　　　阴道湿疣　　　　　子宫颈湿疣

下生殖器尖锐湿疣如何治疗

目前临床上尚无根治尖锐湿疣的方法，其总的治疗原则是尽早去除疣体，尽可能消除疣体周围潜伏感染或亚临床感染的HPV，减少复发。

外阴的尖锐湿疣，比较容易治疗。治疗方法有以下几种：①局部物理治疗：包括手术切除、冷冻疗法、温热疗法、微波治疗、电烧灼、激光治疗及光动力疗法等，激光治疗中较为常用的是 CO_2 激光。光动力疗法为局部使用光敏剂如氨基酮戊酸，经光照后选择性地引起局部炎症及被感染的细胞死亡，适合于皮损范围广泛、反复发作或尿道口尖锐湿疣的治疗，且可以有效杀灭潜伏感染的 HPV。②局部化学药物治疗：外用治疗药物主要有三类：抑制增生药物，如氟尿嘧啶、鬼臼毒素等；腐蚀性药物，如三氯醋酸等；增强免疫药物，如干扰素、咪喹莫特等。一般适用于疣体较小、数量较少时。③中医中药疗法：以祛湿清热解毒和化瘀散结为主，适当辅以益气扶正。④全身治疗：包括全身抗病毒，如阿昔洛韦、利巴韦林等；以及免疫调节治疗，如胸腺素、转移因子等。⑤自体疣接种疗法。

对于巨大尖锐湿疣，在治疗前要注意明确病理诊断，排除恶变后再行治疗。首先去除疣体，可选择手术或者高频电刀；然后配合光动力治疗、外用药物治疗及提高全身免疫力治疗。

阴道尖锐湿疣的治疗基本同外阴尖锐湿疣的治疗，可选择高频电刀、CO_2 激光、微波等治疗方法，但冷冻疗法因存在阴道壁穿孔或瘘管形成的危险，故多不用于阴道尖锐湿疣治疗。

子宫颈外生性疣的病人，可采用 CO_2 激光、微波等治疗方法，也可用三氯醋酸溶液治疗。

（林　蓓　张淑兰）

十九、
怀孕与子宫颈癌
筛查

157 怀孕前需要做子宫颈癌筛查吗

子宫颈癌是女性生殖道三大恶性肿瘤之一，严重危害着女性的健康，同时也是妊娠期女性最常见的妇科恶性肿瘤。对于子宫颈癌合并妊娠的定义目前医学上尚未统一，大部分学者主张在妊娠期及产后 6 个月内发现的子宫颈癌定义为子宫颈癌合并妊娠；也有部分学者认为，凡是从妊娠至产后 1 年内发现的子宫颈癌，均属于子宫颈癌合并妊娠的范围。

子宫颈癌的发生有其特定的过程，妊娠对于子宫颈癌并没有直接的影响。但一方面许多女性在妊娠后不做子宫颈癌筛查，且妊娠期进行子宫颈癌筛查的诊断准确性不高；另一方面，许多女性平素不重视子宫颈癌的筛查，在子宫颈癌合并妊娠时发生的出血等情况又易被误诊为前置胎盘或流产，延误病人的治疗。再者，当今社会女性的生活压力越来越大，女性的生育年龄也不断地推迟，高龄产妇数量越来越多，致使子宫颈癌合并妊娠的病人数量也越来越多。特别是近 2 年来，随着我国二孩政策的放开，高龄女性怀孕的越来越多，也进一步增加了我国子宫颈癌合并妊娠病人的数量。对于子宫颈癌合并妊娠的发病率各家医院报道差异较大，也有学者认

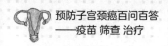

为妊娠期间子宫颈癌发生率与同年龄组的非孕期相似。国外医院报道，子宫颈癌合并妊娠的发病率为 0.01% ~ 0.1%，占同期子宫颈癌的 0.5%。国内报道子宫颈癌合并妊娠占子宫颈癌的 0.92% ~ 7.05%。

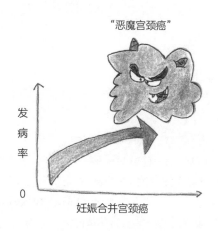

"恶魔宫颈癌"

发病率

0

妊娠合并宫颈癌

此外，在子宫颈癌合并妊娠的处理方法上，目前全球范围内的治疗共识及指南均以小样本回顾性研究及专家共识为基础定制，缺乏可靠的循证医学依据，在治疗方案上存在分歧，尚无统一的方案。有研究表明，早期的子宫颈癌不会对女性妊娠造成不利的影响。但是，子宫颈癌处于中晚期时会对女性的妊娠造成不良的后果，不利于胎儿的健康成长，严重了还会导致流产。由于子宫颈癌合并妊娠的特殊性，对其诊断和治疗既要考虑疾病的治疗，又要考虑孕妇和胎儿的因素，因此，需要临床上谨慎处理。一般认为，妊娠早、中期以及时治疗母体肿瘤为主；而妊娠 24 周后可延缓治疗，可以在妊娠 32 ~ 34 周时行剖宫产分娩后，再治疗子宫颈癌。这样的治疗方案导致子宫颈癌合并妊娠的病人早产率、剖宫产率明显增加，并且新生儿体重明显低于平均水平，不论是对孕产妇还是对胎儿来说，都是有一定不良的影响。

由于子宫颈癌合并妊娠逐年增高的发病率、危害程度及其临床处理方案的复杂程度，而子宫颈癌的孕前筛查可以很大程度上避免发生子宫颈癌合并妊娠。因此，孕前进行子宫颈癌筛查是很有必要的。我们强烈推荐，每一位女性，不论第一胎还是第二胎，怀孕前应该将子宫颈癌筛查列入计划项目。

怀孕前多长时间筛查合适

子宫颈癌筛查采用的是"三阶梯"筛查模式，即细胞学→阴道镜→组织病理学或 HPV+ 细胞学→阴道镜→组织病理学，组织病理学又包括子宫颈多点活检或（和）子宫颈管搔刮（ECC）/子宫颈锥切。在筛查结果正常的情况下，也就是说子宫颈癌筛查的第一步或初筛没有发现异常，不需要进行进一步检查，而 HPV 检查或细胞学检查不会对子宫颈造成损伤，对怀孕没有影响，可以在下一个月经周期准备受孕。

如果子宫颈癌筛查结果有异常，也就是说 HPV 检查阳性或细胞学检查异常如 ASCUS 等，则需要进行进一步检查即进行阴道镜检查。阴道镜检查后又会出现 2 种情况：发现异常和未发现异常。如果阴道镜检查没有发现异常，不需要进行子宫颈活检和子宫颈管搔刮；如果阴道镜检查发现异常等情况，需要进行子宫颈活检，并进行组织病理学检查，下一步处理则需要根据组织学结果来确定。如果组织学活检结果没有发现病变情况，不需要进一步处理，而单纯的子宫颈活检创面一般

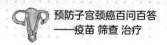
3～5天可以愈合，ECC对子宫颈一般也不会造成损伤。因此，从理论上说，单纯的子宫颈活检或ECC对怀孕没有影响，可以在下一个月经周期准备受孕。

如果组织学活检结果为高级别子宫颈上皮内瘤变（CIN2～3）或者子宫颈鳞癌Ia1期，治疗可行单纯子宫颈锥切术，可以选择子宫颈环形电切术（LEEP）或子宫颈冷刀锥切术（CKC）。如果有生育要求，在病情许可的情况下，最好选择LEEP。子宫颈锥切术一般不会降低生育能力，但是子宫颈锥形切除术对子宫颈是有损伤的，会造成子宫颈管的缩短，可能引起子宫颈功能不全而导致流产或早产等。一般认为，子宫颈锥切术后6个月内妊娠的病人不良围生结局发生率比较高。因此，最好子宫颈锥切术6个月以后再准备受孕。

综上所述，如果子宫颈癌筛查结果正常的女性，可以在下一个月经周期当中准备受孕；而有生育计划的女性，孕前有必要进行子宫颈癌的筛查。为了能够有充足的时间进行筛查甚至是治疗，为了充分备孕，需要至少提前6个月进行子宫颈癌筛查。因此，计划怀孕前6个月左右进行子宫颈癌筛查最合适。

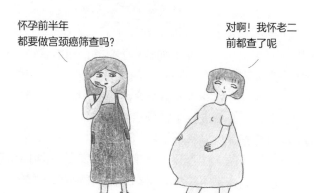

怀孕前半年都要做宫颈癌筛查吗?

对啊！我怀老二前都查了呢

做试管婴儿前需要常规做子宫颈癌筛查吗

试管婴儿是体外受精－胚胎移植技术的俗称，是分别将卵子和精子取出后，置于培养液内使其受精，再将胚胎移植回母体子宫内发育成胎儿的过程。体外受精－胚胎移植技术的出现为一些难治性不孕的成功治疗提供了可能。但从上述定义可以看出，试管婴儿技术胚胎发育生长的过程，也就是常说的"怀胎十月"，最终还是要在妈妈的子宫内完成。因此，做试管婴儿和正常妊娠一样，都需要进行常规孕前查体，包括血常规、白带常规、盆部 B 超、子宫颈癌筛查、优生四项等。也就是说，做试管婴儿前需要常规做子宫颈癌筛查。

近 10 多年来，我国妇女结婚和生育年龄逐渐后移，越来越多的妇女在 30 多岁甚至 35 岁以后才开始要孩子；近年来，随着我国二孩政策的放开，许多 35 岁以上的大龄妇女也希望生二胎，这些妇女其中一部分需要通过试管婴儿等辅助生育技术才能怀孕，这些妇女的生殖健康已经成为严峻的医学和社会问题。因为 35 岁以上妊娠妇女就属于高龄产妇，不仅产科并发症及合并症增多，子宫颈癌及癌前病变的发生率也明显增加。因此，这些做试管婴儿的妇女在怀孕前更需要常规进行子宫颈癌筛查。

子宫颈癌筛查的方法主要有高危型人乳头瘤病毒（HPV）检测，子宫颈细胞学检查（包括子宫颈巴士涂片和液基细胞学检查），醋酸试验／复方碘试验肉眼观察（VIA/VILI）。目前国内外公认的子宫颈癌筛查最好方法是高危型人乳头瘤病毒（HPV）和液基细胞学

（TCT）的联合检测；因此，首选推荐这些做试管婴儿的妇女采用 TCT+HPV 联合筛查方法；其次，推荐HPV 单独初筛方法如果筛查无异常，可以放心地进行试管婴儿技术；如果筛查出现任何异常，应积极进行阴道镜检查等，排除子宫颈癌前病变和子宫颈癌后，才能进行试管婴儿技术。

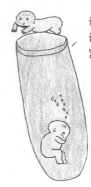

爸爸、妈妈
记得做试管前要进行
宫颈防癌筛查哟！

160 怀孕前子宫颈癌筛查异常应该怎么办

怀孕前子宫颈癌筛查异常跟正常子宫颈癌筛查异常的处理原则基本一致。如果出现任何子宫颈癌筛查异常，都应该进行积极处理。但不同的筛查结果，不同的怀孕前状况，后续处理是不一样的。总的来说，如果有以下情况应该进行阴道镜检查，子宫颈细胞学检查异常结果（TCT ≥ ASCUS）；高危型 HPV 检测结果阳性（特别是 HPV16、18 阳性）；醋酸试验 / 复方碘试验肉眼观察（VIA/VILI）结果异常；裸眼直观为子宫颈溃疡、肿块或可疑子宫颈浸润癌。如果进行了阴道镜检查，后续处理需要根据阴道镜检查的结果决定是否取子宫颈活检，是否进行子宫颈管搔刮或子宫内膜活检等。如果采取了活检等组织学检查，后续处理则需要根据组织学检查的结果再结合怀孕前状况，决定下一步如何处理。下面是怀孕前子宫颈癌筛查方法采用 HPV 单独初筛时流程示意图。

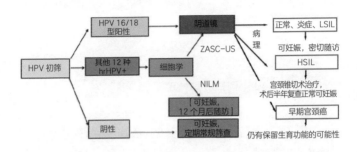

　　如果 HPV 检查为阴性，则可以放心怀孕。如果 HPV16 型或 HPV18 型别阳性时，应该立即转诊阴道镜。如果阴道镜检没有问题，又以正常怀孕；如果阴道镜发现有问题时，应该取活检送病理。如果其他 12 种高危型 HPV（31、33、35、39、45、51、52、56、58、59、66、68）阳性时，首先推荐进行细胞学检查。如果细胞学结果未见异常，又以正常怀孕；如果细胞学结果有异常，包括不能明确意义的非典型鳞状上皮细胞（ASCUS）及低度上皮内病变（LSIL）或高度上皮内病变（HSIL）等，应转诊阴道镜。如果阴道镜检查有问题时应该取活检送病理；当病理结果回报为正常、炎症甚至低度上皮内病变时，可以正常怀孕，但在孕期必须进行严密的随访。当病理结果回报为高度上皮内病变时，一般需要进行治疗。常规的治疗方法为子宫颈锥切术，包括冷刀锥切（CKC）和宫颈环形电切术（LEEP）。

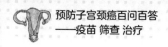
除非病变范围非常广泛或伴有阴道病变等特殊情况，首选 LEEP 术。一般锥切术后 6 个月可以进行正常妊娠。当病理结果回报为早期子宫颈癌时（包括 IA1、IA2、IB1）时，病人如果生育要求强烈，也可以采取保留生育功能的子宫颈癌手术，如子宫颈锥切术或广泛性子宫颈切除术，但此治疗方法仍存在争议，需要医生与病人及家属进行充分的交流与沟通，并承担一定的风险。

查出 HPV 阳性可以怀孕吗

近年来，随着我国妇女保健意识的不断提高，很多准备怀孕的女性来医院做孕前检查，其中包括子宫颈癌筛查。由于中国子宫颈癌筛查的现状，子宫颈癌筛查手段 TCT 与 HPV 联合筛查或 HPV 单独初筛应用越来越多，因此，HPV 阳性的检出率也越来越高。另外，由于中国妇女 HPV 感染存在独特的双高峰，近年来，随着二孩政策的全面放开，部分 40 岁左右的高龄妇女也希望再次妊娠，这部分妇女孕前检查时 HPV 阳性的几率也比较高。虽然没有确切大样本数据，但多数报道 HPV 感染率在中国妇女人群中大概为 10%～15%，在这些希望怀孕的生育期妇女中可能更高。如果孕前检查发现了 HPV 阳性许多妇女就会很紧张，很纠结到底应不应该妊娠。

首先，我们需要认识 HPV 感染的特点：① 80% 以上的女性一生之中感染过 HPV 病毒，但只有不到 1% 的 HPV 感染者能发展成为子宫颈癌；② HPV 感染是一个自然转阴率很高的病毒感染，约 90% 的 HPV 感染在

2年内消退；③目前尚无针对 HPV 感染确切有效的治疗方法，或者说 HPV 感染目前没有特效治疗药物或有效治疗方法；④ HPV 病毒对胎儿发育没有明显不利影响。

对于已经确诊 HPV 感染或 HPV 阳性的病人，到底可不可以怀孕，需要从以下三个方面进行评估： ①是否合并下生殖道其他感染？HPV 感染属于性传播疾病，病人往往容易合并下生殖道的其他感染，如细菌性阴道病、外阴阴道假丝酵母菌病（VVC）及滴虫性阴道炎等。如果有合并感染，建议积极治疗合并感染后再妊娠，并且这些合并感染也是相对容易治疗的。②有无肉眼可见的生殖道尖锐湿疣？因为尖锐湿疣在妊娠期会随着胎盘分泌雌激素的增加，生长速度比较快，不仅分娩时容易出血，而且可能感染新生儿。所以妊娠前若发现尖锐湿疣最好是先处理尖锐湿疣以后再妊娠，避免妊娠期尖锐湿疣的困扰。③是否合并子宫颈病变？当 HPV

HPV 感染者要评估是否有以下三方面问题

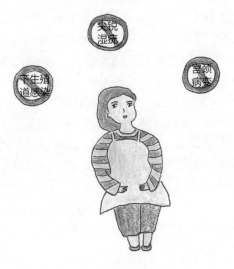

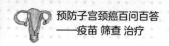
阳性，首先需要确定 HPV 类型，若是非 16 或 18 型 HPV 感染，也不合并其他感染及病变则可以直接怀孕。若是 HPV16 或 18 型阳性，需要进行阴道镜检查及子宫颈活检，排除子宫颈癌前病变甚至子宫颈癌。如果经过阴道镜检查等排除了子宫颈病变，而仅仅是带病毒的状态，那么是完全可以先怀孕的；如果有子宫颈病变，需要根据病变具体情况、病人年龄以及对生育要求的迫切程度等，同医生共同讨论利弊后决定先治疗还是先怀孕。

HPV 阳性时怀孕会影响孩子吗

一方面，我们首先要了解 HPV 分为低危亚型和高危亚型。低危亚型 HPV 感染主要导致皮肤、黏膜疣状物生长，如尖锐湿疣；高危亚型 HPV 感染主要导致子宫颈癌及癌前病变、外阴癌及癌前病变等的发生。但是 HPV 感染宿主后不进入人体血液循环，因此，HPV 阳性妇女怀孕时孕期 HPV 一般不会感染胎儿，也不会影响胎儿发育。目前也没有研究报道，孕妇 HPV 感染会致胎儿畸形，且也没有发现 HPV 感染和流产或早产有关。另外，胎儿是否感染 HPV 只能等出生后检测，目前没有理想方法检测宫内是否有 HPV 感染。新生儿感染 HPV 主要是咽喉部等接触了被 HPV 污染的羊水或阴道分泌物，因此，HPV 阳性的妇女分娩时特别是经阴道自然分娩时感染新生儿是可能的，但很多胎儿感染为一过性，大多在出生后 2 年内就可以自己清除。

另一方面，HPV 感染对于胎儿的危害主要与传播途径有关。如果宫内垂直传播，可能会导致先天性胎儿异常，但 HPV 感染是否宫内垂直传播尚存争议，目前还没有发现 HPV 可以宫内垂直传播的证据，也没有发现 HPV 导致胎儿发育异常的证据。如果母亲是低危型 HPV 感染，如当母亲患有尖锐湿疣时，妊娠期会随着胎盘分泌雌激素的增加，尖锐湿疣生长速度比较快，母亲有可能通过产道将 HPV 病毒传染给婴儿。这种情况下低危型 HPV 大多存在于新生儿的呼吸道中，可以导致婴幼儿时期发生咽喉乳头状瘤等，但这种情况比较少见。

总的来说，除了极其少数患有尖锐湿疣的妇女分娩时会使孩子发生咽喉乳头状瘤外，HPV 阳性妇女怀孕对胎儿影响不大。因此，在临床上，HPV 阳性不是育龄期女性妊娠的禁忌证。

孕妇可以做子宫颈癌筛查吗

妊娠合并子宫颈癌是我国妇女最常见的妊娠合并妇科恶性肿瘤。子宫颈上皮内瘤变、早期子宫颈癌一般不影响妊娠，但晚期子宫颈癌因继发感染与贫血，可影响胎儿生长发育，甚至造成严重母儿并发症。孕期进行子宫颈癌筛查主要目的是筛查出子宫颈浸润癌，然后根据其肿瘤期别进行是否能继续妊娠的评估。

美国及欧洲等发达国家，已经将子宫颈癌筛查作为孕期常规检查项目。美国每年有 400 万新增产妇在妊娠阶段接受常规的子宫颈癌筛查，其中确诊为细胞学异常的比率在 2%～7%。这些细胞学异常的孕妇经组织学确

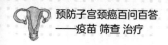
诊，80% 的妊娠期子宫颈上皮内病变属于低级别上皮内病变，约 14% 为高级别上皮内病变，妊娠期确诊为浸润性子宫颈癌的约为 0.94%。子宫颈疾病国际上最著名协会组织 ASCCP 等指南中明确提出，所有妇女在孕早期初次产检时，都应进行子宫颈癌筛查。国外Williams Obstetrics 等权威教科书也推荐所有孕妇应该做子宫颈癌筛查。中国也在 2012 年将子宫颈细胞学（TCT）作为《孕前与孕期保健指南》中的必检项目。但是时至今日，子宫颈癌的筛查在国内依然未普遍开展，而妊娠期子宫颈癌的筛查在国内开展更少，这也是造成我国妊娠合并子宫颈癌发病率高的主要原因。

妊娠期子宫颈癌筛查的方法包括子宫颈细胞学（TCT）及（或）HPV 检查。总的讲，这些子宫颈癌筛查方法对孕妇是安全的。由于妊娠期激素作用导致子宫颈移行带外翻，取样无需将采样刷伸进颈管，因此，这些检查并不会增加妊娠期感染的风险。由于 TCT 取样毛刷比较软，TCT 取样的出血几率很小，即使出血也能用棉球压迫进行止血，几乎无流产风险；而 HPV 毛刷比较硬，HPV 取样容易造成子宫颈出血。另外，由于 30 岁以下女性 HPV 阳性率比较高，而其中多为一过性感染，容易造成产妇恐慌。因此，孕期进行子宫颈癌筛查首先推荐进行子宫颈细胞学检查。但有些情况下如孕妇年龄比较大、细胞学检查技术人员水平比较差等，也可以采用 TCT 及 HPV 联合检查。如果采用联合筛查，HPV 检查可以从阴道后穹隆取样，这样孕妇就更安全了。

总而言之，妊娠期应该做仔细的妇科检查，并做子宫颈涂片细胞学检查进行子宫颈癌筛查。尤其是出现阴道流血的病人，在排除产科因素引起的出血后，必须进行子宫颈癌筛查，必要时在阴道镜指导下行子宫颈活检明确诊断。

别担心，孕期阴道镜检查是安全的！

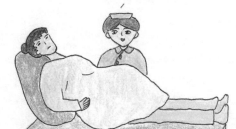

孕妇何时做子宫颈癌筛查

妊娠合并子宫颈癌的诊断，基本上与非妊娠期相同，也采取细胞学 - 阴道镜 - 组织学"三阶梯"方法进行。但是，妊娠使体内激素水平发生变化，子宫颈组织发生与子宫颈上皮内瘤变相似的一些变化，主要表现在细胞不成熟化生、基底细胞增生、结缔组织细胞肥大、染色质增多，胞质丰富，空泡状核排列方向紊乱，常突出于腺腔面。这些变化都极易造成细胞学和阴道镜检查的假阳性，容易导致临床误诊。这些子宫颈生理学变化在妊娠 10 周后明显，因此，有学者建议最好在妊娠 12 周前进行妊娠期子宫颈癌筛查。

国内外大量的临床研究证实，孕妇进行子宫颈癌筛

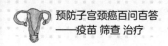
查检查是安全的，特别是 TCT 取样的出血几率很小，即使出血也能用棉球压迫进行止血，几乎无流产风险。因此，TCT 取样可以在妊娠的任何时期进行。如果有阴道流血等症状或临床上怀疑子宫颈浸润癌，随时可以进行 TCT 取样检查。如果单纯进行子宫颈癌筛查，国内多数学者建议，TCT 取样在妊娠 12～20 周时更合适。

妊娠期阴道镜检查的目的在于发现和排除子宫颈癌，由于阴道镜检查对子宫颈没有创伤，阴道镜检查是安全的。因此，整个妊娠期都可以进行阴道镜检查，但一般认为还是妊娠早中期进行阴道镜检查最好。阴道镜检查时，除非怀疑子宫颈浸润癌，一般不取活检。如果需要取活检，建议选择锐利的活检钳，在妊娠 12～20 周时取活检更合适。子宫颈管搔刮术（ECC）易刺激前列腺素分泌，导致胎膜早破及感染，加重流产风险等，因此 ECC 是妊娠期禁忌的。

CSCCP 指南推荐子宫颈癌筛查的时机：①所有妇女在孕早期初次产检（12～20 周）时，都应进行子宫颈癌筛查；②如果孕期未进行筛查，产后 42 天应进行子宫颈癌筛查。

（张友忠 孔北华）

二十、
怀孕期间子宫颈病变的处理

怀孕期间查出细胞学阳性怎么办

怀孕期间子宫颈细胞学阳性应就诊医生以进一步明确是否存在子宫颈疾病。

怀孕期间子宫颈细胞学阳性指孕妇采用子宫颈细胞学检查的方式进行子宫颈癌筛查，结果显示异常。对于这些细胞学阳性的孕妇，经过临床医生的评价，部分可选择产后复查，部分则需要进行阴道镜检查。

如前所述，子宫颈细胞学是子宫颈癌筛查的方法之一。细胞学阳性由不明确意义的非典型鳞状上皮细胞（ASC-US）、非典型鳞状上皮细胞不除外高度病变（ASC-H）、低度病变（LSIL）、高度病变（HSIL）、非典型腺细胞（AGC）、非典型腺细胞倾向瘤变（AGC-FN）、恶性细胞等多种结果组成，提示子宫颈细胞学的异常程度不同。对于轻微细胞学异常者，通常指ASC-US，可以选择产后复查。对于细胞学LSIL者，可以孕期行阴道镜检查，也可以产后复查。对于其他类型的细胞学异常，则建议行阴道镜检查。

妊娠期细胞学轻微异常ASC-US多数提示母体潜在子宫颈高级别病变或更严重疾病的风险较低。没有证据显示细胞学轻微异常者经历孕期会加快病变的进展。大

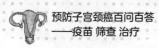
量的临床数据显示，妊娠期间细胞学轻微异常不会对母儿造成更多更严重的危害。因而怀孕期间细胞学阳性的女性，经过医生评价，部分可选择产后复查，部分则需要进行阴道镜检查。细胞学阳性不是妊娠期需要治疗的指征。

 166

怀孕期间查出 HPV 阳性怎么办

怀孕期间 HPV 阳性应进一步明确是否有 HPV 相关的疾病存在。

怀孕期间查出 HPV 阳性指孕妇采用 HPV 检测的方式进行子宫颈癌筛查，结果显示异常。通常情况下 HPV 阳性的孕妇应结合细胞学结果来决定下一步如何处理。若同时细胞学结果异常，不能除外子宫颈存在高级别病变或更严重疾病的风险时，譬如高度病变（HSIL），应

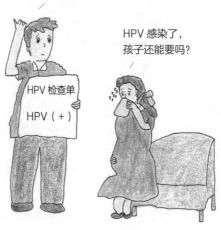

转诊阴道镜。若细胞学结果未见异常，同时病人无不适表现，体格检查子宫颈无异常发现时，其存在子宫颈高级别病变或更严重疾病的风险极小，可考虑产后 42 天复查。

对于 HPV 阳性的孕妇，多数没有临床症状或异常体征，目前没有明确证据支持 HPV 阳性会影响胎儿的发育和致畸，没有明确的药物能够治疗 HPV 阳性，故怀孕期间单纯 HPV 阳性而无疾病存在时，产后复查即可。

怀孕期间可以做阴道镜检查吗

怀孕期间可以做阴道镜检查。

阴道镜检查是在光源的照射下，通过显微放大技术观察子宫颈、阴道、外阴的一种检查方法。通常用于发现这些部位是否存在上皮内瘤变和早期肿瘤。阴道镜检查需要使用的试剂包括生理盐水、3% ~ 5% 醋酸、复方碘溶液。需要使用的器械和耗材包括妇科检查窥器、棉签、棉球、纱布、镊子或卵圆钳、弯钳等。妊娠期阴道镜检查在任何时期均可进行，但通常会避开晚孕期，因为下生殖道解剖位置的变化会造成检查具有一定的困难。妊娠期阴道镜检查的流程和步骤与非妊娠期相同，但难度有所增加。主要体现在由于解剖生理的改变，而造成子宫颈难以充分暴露，且图像非常夸张，有时难以鉴别是否存在病变以及病变的程度。加上病人精神过度以及对胎儿的担心，以上这些因素均可造成医生操作的困难。建议由有经验的阴道镜医师进行妊娠期检查。实

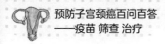

践证明，检查所需要用的试剂和器械本身不会对孕妇和胎儿造成更多的伤害，不会导致流产或早产发生。如果检查中发现可疑高级别或更严重的疾病，需要活检钳取活体组织明确诊断。活检所需采集的标本通常 3mm 左右大小即可，活检本身不会导致大量出血，尚未见到有因阴道镜检查活检而造成流产或早产的报道。

妊娠期阴道镜检查的主要目的是为了排除浸润癌。只要排除浸润癌，妊娠可以继续进行。

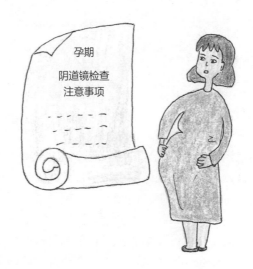

孕妇发现子宫颈低级别病变（CIN1）怎么办

孕妇发现子宫颈低级别病变（CIN1）不需要治疗，通常延迟至产后复查即可。

目前认识到，子宫颈低级别病变不是真正的癌前病变，是 HPV 病毒所导致的一种良性反应性改变。文献报道，未经处理的 CIN1 病人 1 年复查，约 90% 左右可自行消退或维持原状，只有不足 10% 的病人会有一定程度的进展，但几乎不可能进展为子宫颈癌。没有研究显示，妊娠会促进子宫低级别病变进展为更严重的疾病。更多的文献报道显示，妊娠期子宫颈低级别病变（CIN1）的转归与非妊娠期相同，甚至更多的病人会逆转消退，未见有进展为子宫颈癌的病例报告。未见有研究显示子宫颈低级别病变（CIN1）会对胎儿生长发育存在不良影响，未见有致畸的报道。妊娠期低级别病变（CIN1）不影响分娩方式的选择，依据产科指征决定分娩方式。

孕妇子宫颈低级别病变（CIN1）应产后复查，根据产后复查的结果来确定是否进行阴道镜检查或阴道镜检查的时机。

169 孕妇发现子宫颈高级别病变（CIN2/3）怎么办

孕妇发现子宫颈高级别病变（CIN2/3），建议妊娠期每 12 周左右复查子宫颈以了解病变的变化。子宫颈高级别病变（CIN2/3）不是妊娠期需要治疗的指征。

子宫颈高级别病变和低级别病变一样，通常与 HPV 感染有关，不同之处在于高级别病变与高危型 HPV 感染有关。尽管高级别病变是一种良性疾病，但却是子宫颈癌的癌前病变。对于非妊娠期而言，子宫颈

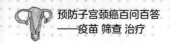

高级别病变（CIN2/3）通常是临床治疗的指征。但对于妊娠期而言，牵涉母子的健康问题，需要权衡治疗的获益与风险。

由于癌前病变的进展需要一定的时间，鲜有妊娠期子宫颈高级别病变进展为子宫颈癌的报道。如果治疗子宫颈高级别病变，无论是采用物理消融治疗或是子宫颈切除性治疗，均有可能造成母体大量出血以致需要输血；对胎儿的风险是可能导致自然流产、早产、死产、新生儿死亡、感染等，进而危及母儿生命。治疗所造成的潜在风险远大于随诊观察过程中进展为子宫颈癌的风险。未见研究报道，子宫颈高级别病变对胎儿生长发育存在不良影响，未见有致畸的报道。因此，对于妊娠期子宫颈高级别病变通常建议随诊观察至晚孕期后，阴道镜检查评价病变情况并指导分娩方式。通常而言，子宫颈高级别病变不是选择剖宫产的指征，更多的文献报道显示，阴道分娩有助于病变的逆转消退。

孕妇子宫颈高级别病变（CIN2/3）除了要注意孕期随诊，也应强调产后复查子宫颈细胞学和HPV，以免因更多的注意力转移至新生儿的喂养而忽视疾病的诊治，进而造成病变的进展。产后子宫颈复查无论结果如何，均需要进行阴道镜检查以评估病变情况，确定治疗或随诊时机。

170 孕妇发现子宫颈癌怎么办

孕妇发现子宫颈癌的处理要依据孕周、家属意愿等并多学科共同参与讨论后确定后续诊疗方案。

　　子宫颈癌是妊娠期最常见的恶性肿瘤，但仍属罕见。早期子宫颈癌 5 年和 30 年的生存资料显示，妊娠期女性和非妊娠期女性的生存率没有差异。对于妊娠期确诊子宫颈浸润癌的病例，临床上是否治疗取决于肿瘤的期别和发现肿瘤时孕周情况，应召集妇科肿瘤医生、产科医生、新生儿医生甚至放化疗医生及相关影像学医生、病理医生等共同参与多学科讨论。对于延期治疗还是立即治疗除应考虑到疾病本身预后外，还应兼顾家庭、伦理、道德、文化甚至宗教方面的影响，应慎重对待。一旦确诊并决定保守观察，应在严密监测的同时注意提高胎儿的存活可能。整个过程应征得病人及家人的知情同意。同时应告知妊娠早、中期对子宫颈癌病人的治疗有可能引起胎儿死亡。对妊娠晚期子宫颈癌病人的治疗也可能引起早产等危害。同时，还有潜在严重并发症的可能。

　　妊娠期的子宫颈癌治疗方案确定所涉及的人员和问

不惧怕，勇敢面对

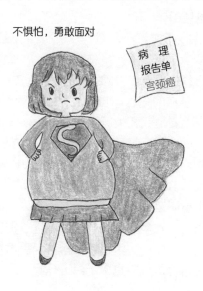

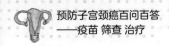
题较多，牵涉母体和胎儿两条生命，一定要和病人及其家属充分讨论，最终确定治疗方案。如果病人不希望继续妊娠或者胎儿不能成活，可以考虑立即给予治疗。如果是妊娠晚期诊断的子宫颈癌，为提高胎儿生存率而略向后推迟治疗时机，通常不会对疾病的结局产生负面影响，尤其是对Ⅰ期的子宫颈癌病人。如果诊断为子宫颈癌ⅠA2或ⅠB1期和20周以上的妊娠，最常用的处理是在胎儿有存活能力时行剖宫产和根治性全子宫切除联合盆腔淋巴结切除术。对于相同年龄和相同期别的子宫颈癌而言，妊娠期和非妊娠期女性的预后差异不大。

母亲发现 HPV 阳性是否必须做剖宫产

母亲单纯 HPV 阳性不是剖宫产治疗的指征，目前尚没有明确的证据显示，剖宫产可以避免新生儿沾染 HPV 病毒。

母亲选择剖宫产的主要原因在于希望能避免 HPV 对于新生儿潜在的危害。与新生儿有关的 HPV 感染所导致的疾病主要是喉乳头瘤病的发生。该疾病主要由低危型 HPV 感染引起。妊娠期子宫颈癌筛查检测的 HPV 阳性通常指高危型 HPV 阳性，与喉乳头瘤病的发生无关，故妊娠期 HPV 阳性不是选择剖宫产的指征。

剖宫产与阴道分娩相比是一大手术，产妇的意外死亡比正常阴道分娩多。剖腹产的失血量通常比阴道分娩多，且引起伤口感染、术中羊水栓塞、手术意外、子宫损伤切除等情况的风险也多于阴道分娩。剖宫产手术也潜在有麻醉意外及其他一些无法预知的意外。术后母体恢复慢，出现盆腔内组织粘连引起的慢性腹痛的风险较高。剖腹产的子宫所留下的瘢痕，给日后再次分娩或人工流产带来很多的危险。也有研究表明，剖腹产婴儿比自然分娩的婴儿生理适应功能差。

有 70%～80% 的女性一生中可能感染过 HPV 病毒。与地域、年龄、职业等多种因素有关，人群中 HPV 阳性率 10%～30%。可以看出，HPV 感染是一种常见的现象，没有证据显示，剖宫产对于母儿会有更多的获益。且剖宫产与阴道分娩相比具有更高的风险和未来潜在的危害。HPV 阳性不是剖宫产的指征。

母亲发现子宫颈癌前病变是否必须做剖宫产

通常而言，母亲发现子宫颈癌前病变不是剖宫产治疗的指征，目前尚没有证据显示，剖宫产可以让子宫颈癌前病变的母儿有更多的获益。

通常而言，诊断明确的子宫颈癌前病变进展为子宫颈癌是一相对漫长的过程，妊娠并没有加剧癌前病变进展为子宫颈癌的证据。癌前病变可以期待至产后再处理。如前所述，剖宫产为一大手术，母儿的潜在风险均高于阴道分娩。有研究对比了阴道分娩和剖宫产分娩对于子宫颈癌前病变的影响，发现阴道分娩更有利于癌前病变的消退或逆转，阴道分娩并没有加重子宫颈癌前病变的进展。故子宫颈癌前病变不是剖宫产的指征。但在临床工作中，建议遵从医生的建议。因为即便病理诊断

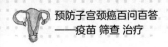

相同级别的高级别病变，由于其病变分布不同，存在有更严重病变迹象的情况不同，如有无异型血管、有无新生物或表面是否存在粗大怒张的血管等，医生将进行综合分析，可能提出不同的分娩建议。

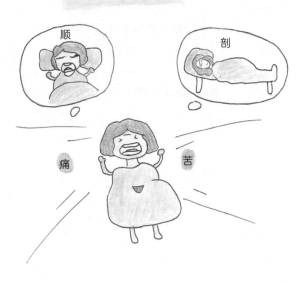

宫颈病变，顺还是剖？

173

母亲发现生殖道（外阴、阴道、子宫颈）尖锐湿疣需要治疗吗

母亲发现生殖道（外阴、阴道、子宫颈）尖锐湿疣通常不需要治疗。

尖锐湿疣的发生与低危型 HPV 感染有关，主要是 HPV6、11 型感染。尖锐湿疣可发生在孕前，也可发生在孕后各期。有些尖锐湿疣孕期有明显进展，而另一些尖锐湿疣并没有明显进展，甚至产后自行消失。因此，妊娠期尖锐湿疣是否需要治疗尚无定论。对治疗存在争议也有部分原因是因为妊娠期尖锐湿疣的治疗具有一定的挑战性，因为治疗时要兼顾孕妇及胎儿两方面的影响。治疗时要考虑所用药物或物理疗法的安全性对胎儿或孕妇有无影响。如孕妇尖锐湿疣禁止使用鬼臼毒素、5-FU 等化学药物，因为局部应用后经皮肤黏膜组织吸收，可引起胎儿流产、早产、死产、畸形等，而手术切除、激光、电灼等方法可有潜在出血、感染等问题。尖锐湿疣不是遗传性疾病，不会遗传给下一代的。没有证据显示，母体妊娠期尖锐湿疣会导致严重的母儿并发症。目前没有证据显示，母亲治疗生殖道（外阴、阴道、子宫颈）尖锐湿疣会有更多的获益。

目前对于孕妇尖锐湿疣的临床处理多是随诊观察。医嘱病人禁止性生活并保持外阴部清洁、干燥，注意休息，加强营养，避免疲劳，以提高机体免疫功能。若尖锐湿疣较大引起临床症状，治疗也应以缓解临床症状为主，待分娩后再做彻底治疗。

母亲发现生殖道（外阴、阴道、子宫颈）尖锐湿疣需要做剖宫产吗

母亲发现生殖道（外阴、阴道、子宫颈）尖锐湿疣不是做剖宫产的指征。

母亲有生殖道（外阴、阴道、子宫颈）尖锐湿疣者，新生儿罹患喉乳头瘤病的风险增加。喉乳头瘤病与

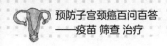
HPV6、11 型感染密切相关，该亚型也是引起尖锐湿疣的主要病毒亚型。喉乳头瘤病的发生率为 3.6/10 万 ~ 4.3/10 万，是一个小概率事件。

　　如前所述，剖宫产并不能完全避免病毒的感染，没有证据显示，母体妊娠期尖锐湿疣经阴道分娩会导致严重的母儿并发症。没有证据显示，母体妊娠期生殖道尖锐湿疣经剖宫产会对母儿有更多的获益。理论上如果尖锐湿疣没有堵塞产道，均可采用阴道分娩。但由于湿疣组织较脆弱容易脱落出血，选择何种分娩方式应根据产时情况、湿疣大小、母体状况等因素进行综合分析。尖锐湿疣病毒主要位于局部黏膜下，没有证据显示，可以进入血液或经过乳汁分泌，故尖锐湿疣的产妇可以进行正常哺乳。

（赵　昀）

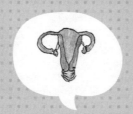

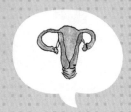